Moderne Homöopathie
für kleine Patienten

In dieser Reihe sind bereits erschienen:

Gesund sein – gesund bleiben
Vom Frust zur Lust
Schwangerschaft – Gesundheit für zwei
Umwelt und Allergien
Starkes Immunsystem – weniger Infekte
Gesunde Haut mit Homöopathie
Gesunde Tiere mit Homöopathie und Antihomotoxischer Medizin
Stoffwechsel o.k. – Gesundheit o.k.

Bitte beachten:
In diesem Ratgeber sind die Behandlung von Krankheiten bei Kindern und die Möglichkeit zur Vorsorge dargestellt. Wie jede Wissenschaft ist die Medizin ständigen Entwicklungen unterworfen. Jeder Benutzer ist daher angehalten, durch sorgfältige Prüfung der Beipackzettel der verwendeten Präparate und gegebenenfalls nach Rücksprache mit dem Arzt oder Apotheker festzustellen, ob die dort angegebenen Informationen zu Dosierung und Kontraindikationen von den Angaben in diesem Buch abweichen.
Einige Behandlungsmethoden weichen von der gängigen Lehrmeinung ab. Jeder Leser ist aufgefordert, in eigener Verantwortung zu entscheiden, ob und inwieweit er die dargestellten Naturheilverfahren für sich nutzen will. Eine Haftung des Autors oder des Verlages und seiner Beauftragten für Personen-, Sach- und Vermögensschäden ist ausgeschlossen. Zu beachten sind die Hinweise im Text, die auf die Notwendigkeit ärztlicher Untersuchung und Behandlung aufmerksam machen.
Geschützte Warenzeichen sind nicht besonders kenntlich gemacht. Aus dem Fehlen eines solchen Hinweises kann also nicht geschlossen werden, dass es sich um einen freien Warennamen handelt.

Moderne Homöopathie für kleine Patienten

Annette Porcher-Spark

RATGEBER MODERNE HOMÖOPATHIE

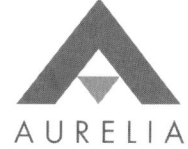

Annette Porcher-Spark
Georg-Stang-Ring 35
63916 Amorbach

Bibliografische Information Der Deutschen Bibliothek
Die Deutsche Bibliothek verzeichnet diese Publikation in der
Deutschen Nationalbibliografie; detaillierte bibliografische
Daten sind im Internet über http://dnb.ddb.de abrufbar.

Alle Rechte, auch die des Nachdrucks, der Wiedergabe in jeder
Form und der Übersetzung, behalten sich Urheber und Verleger
vor. Kein Teil dieses Werkes darf ohne schriftliche Einwilligung
des Verlages in irgendeiner Form (Fotokopie, Mikrofilm oder ein
anderes Verfahren) reproduziert oder unter Verwendung elektronischer Systeme verarbeitet, vervielfältigt oder verbreitet werden.

2. Auflage 2002
ISBN 3-922907-83-0
© 2001, 2002 by Aurelia-Verlag GmbH
Bahnackerstraße 16, 76532 Baden-Baden
info@aurelia-verlag.de
www.aurelia-verlag.de

Gestaltung: Maximilian Krauß
Lektorat: Frauke Bahle, Bettina Nellen
Druck: Gulde Druck, Tübingen
Printed in Germany

Inhalt

Vorwort		**9**
1	**Was ist Moderne Homöopathie? – Eine kurze Einführung in die Antihomotoxische Medizin**	**13**
1.1	Krankheit als dynamischer Prozess – sechs verschiedene Phasen	14
1.2	Homöopathie in aller Munde – was steckt dahinter?	21
1.3	Was Sie bei der Behandlung mit Antihomotoxischen Arzneimitteln beachten sollten	25
2	**Was Kinder krank machen kann**	**26**
2.1	Übung macht den Meister – Entwicklung des Immunsystems	27
2.2	Alles hat seine Zeit – Krankheitsphasen	28
3	**Fieber und Infektanfälligkeit**	**30**
3.1	Auf Hochtouren – Fieber	30
3.2	Schon wieder erwischt – Infektanfälligkeit	32
4	**Atemwege**	**34**
4.1	Wenn die Nase läuft – Schnupfen	34
4.2	Der Druck wird größer – Nasennebenhöhlenentzündung	36
4.3	Wenn Kinder schwer zu schlucken haben – Halsschmerzen	38
4.4	Zwei lästige Gesellen – Husten und Bronchitis	41
4.5	Viel Ruhe und viel frische Luft – Pseudokrupp	45

INHALT

5	**Magen-Darm-Erkrankungen**	**49**
5.1	Der schnelle Weg nach draußen – Durchfall und Erbrechen	49
5.2	Viele Ursachen und eine Wirkung – Verstopfung	52
6	**Zähne**	**55**
6.1	Die ersten tun sich schwer – Zahnungsbeschwerden	55
6.2	Vorbeugen ist besser – Zahnkaries	56
7	**Harnwege**	**57**
7.1	Trinken was das Zeug hält! – Blasenentzündung	57
8	**Ohren**	**60**
8.1	Bei Kindern nicht selten – Mittelohrentzündung	60
9	**Haut**	**64**
9.1	Salbe und Pflaster parat? – Verletzungen	64
9.2	Sommer, Sonne ... Sonnenbrand	65
9.3	Cool bleiben – Verbrennungen	68
9.4	Es schwirrt und summt – Insektenstiche	69
10	**Allergien**	**72**
10.1	Die Auslöser können zahlreich sein – Neurodermitis	79
10.2	Nicht den Sommer vermiesen lassen – Heuschnupfen	82
10.3	Wenn das Atmen schwer fällt – Asthma bronchiale	83
11	**„Klassische" Kinderkrankheiten**	**84**
11.1	In Windeseile von Kind zu Kind – Windpocken	85
11.2	Nur für Schwangere gefährlich – Röteln	87
11.3	Gefleckt von Kopf bis Fuß – Masern	88
11.4	Wider den Ziegenpeter – Mumps	90
11.5	Auf zum Arzt! – Scharlach	91
11.6	Ein neuer Impfstoff steht bereit – Keuchhusten	92
11.7	Kurz und heftig – Drei-Tage-Fieber	95

INHALT

12	**Dem Immunsystem auf die Sprünge helfen – Impfungen**	**96**
12.1	Wie Impfungen funktionieren	98
12.2	Natürliche Prophylaxe gegen Impfreaktionen	99
13	**Signale erkennen – Kinderseelen sind sensibel**	**101**
13.1	Was Kinder um den Schlaf bringt – Schlafstörungen	102
13.2	Wenn die Blase weint – Bettnässen	106
13.3	Wenn Kindern der Kopf platzt – Kopfschmerzen	107
13.4	Was Kinder unruhig macht – Hyperaktivität und Konzentrationsmangel	110
14	**Sachwortverzeichnis**	**116**
15	**Kleines Wörterbuch**	**119**
16	**Weiterführende Literatur**	**123**
17	**Patientenvereine und Selbsthilfegruppen**	**124**

*»Kinder sind lebendige Botschaften,
die wir einer Zeit übermitteln, an
der wir selbst nicht mehr teilhaben werden.«*

Neil Postman

*Für meine Kinder
Lizzy und Charlie*

Vorwort

Der natürliche Weg zur Gesundheit – wirksam und sicher
Mit Ihrer Entscheidung für diesen Ratgeber haben Sie den ersten Schritt getan, um gesundheitliche Beschwerden effektiv und natürlich zu behandeln. Unabhängig davon, ob Sie bereits etwas über Moderne Homöopathie wissen oder ob Sie der Methode zum ersten Mal begegnen, werden Sie entdecken, dass diese Therapieform – auch Antihomotoxische Therapie genannt – es ermöglicht, durch den Einsatz von Naturheilverfahren schnell und effektiv zu helfen und dabei gleichzeitig die unerwünschten Nebenwirkungen einer schulmedizinischen Behandlung zu vermeiden.

Wenn Sie mit Kindern leben, werden Sie feststellen, dass diese Lebensphase eine große Herausforderung ist und Sie mit ungewohnten körperlichen Veränderungen und gesundheitlichen Problemen konfrontiert werden. Die enormen Umstellungen, die mit einer Schwangerschaft verbunden sind, und die vielfältigen Aspekte des Wachstums und der Entwicklung eines Kindes fordern es geradezu heraus, für die Behandlung von Beschwerden und Krankheiten nach sanfteren Methoden mit möglichst geringen Nebenwirkungen zu suchen.

Finden, was wirklich hilft
Ein großer Vorteil der Antihomotoxischen Therapie, deren Grundlagen aus der Homöopathie kommen, besteht darin, dass besonders bei akuten Erkrankungen schnell und treffsicher das passende Mittel gefunden werden kann. Die in der Homöopathie sonst übliche, manchmal langwierige Suche nach dem passenden Einzelmittel entfällt – ein Aspekt, der besonders bei akuten Erkrankungen von Kindern sehr hilfreich ist.

VORWORT

Nicht „entweder oder", sondern „sowohl als auch"
Die Antihomotoxische Medizin kann auf eine lange Tradition seriöser Forschung und Praxis zurückblicken. Das unterscheidet sie von vielen anderen heute propagierten, natürlichen Heilmethoden, die mal mehr und mal weniger sanft sind. Zur Schulmedizin erlaubt sie sich eine entspannte Haltung, was besonders beim Umgang mit Erkrankungen im Kindesalter wesentlich nützlicher sein kann, als die dogmatische Vertretung einer einzigen Methode. Denn gerade in diesen für den menschlichen Körper mit enormen Anpassungs- und Umstellungsleistungen verbundenen Lebensphasen ist es häufig besser, möglichst viele medizinische Behandlungsverfahren unvoreingenommen zu betrachten, gleich ob schulmedizinisch oder natürlich. Das ist die optimale Voraussetzung dafür, die in jedem speziellen Fall individuell am besten passende Therapie zu finden.

Die Idee, Methoden der Schulmedizin mit Naturheilverfahren im Sinne eines „sowohl als auch" und weg vom „entweder oder" miteinander zu verbinden, war für den Begründer der Antihomotoxischen Medizin, Dr. Hans-Heinrich Reckeweg, ein wegweisendes Motiv.

Bei Bedarf einfach nachschlagen – ohne Nebenwirkungen
Dieser Ratgeber bietet Ihnen sowohl eine Einführung in die Antihomotoxische Medizin als auch ein Nachschlagewerk über die Möglichkeiten ganzheitlicher Behandlung bei Beschwerden im Kindesalter. Sie können die in diesem Buch empfohlenen Maßnahmen auch ohne genauere Kenntnisse der Homotoxikologie (Lehre von den Auswirkungen von Giftstoffen auf den Menschen) sinnvoll und sicher anwenden. Die einzige gefährliche Nebenwirkung ist, wie bei allen anderen Verfahren auch, die Selbstüberschätzung, wenn die Grenzen der Methode – und die gibt es – nicht erkannt werden.

Deshalb kann die Lektüre dieses Buches in keinem Fall den Besuch bei einem guten Arzt ersetzen! Aber sie kann Ihnen dabei helfen, gut informiert und selbstbestimmt Verantwortung für Ihre eigene und die Gesundheit Ihrer Kinder zu übernehmen. Eine Fähigkeit, die mit Aussicht auf die vielfältigen Veränderungen, die unser Gesundheitssystem zu Beginn dieses Jahrtausends erfahren wird, und dem ständig zunehmenden Angebot neuer oder auch weniger neuer Heil(s)methoden immer wichtiger wird.

Zuwachs an Gesundheit und Wohlbefinden
Den ersten Schritt auf diesem Weg haben Sie bereits getan. Ich wünsche Ihnen, dass dieser erste Schritt Sie neugierig gemacht hat auf mehr. Aus eigener Erfahrung als Ärztin und Mutter von zwei Kindern kann ich Ihnen versprechen, dass die Beschäftigung mit der Antihomotoxischen Medizin auf relativ leichte Weise zu mehr Gesundheit und Wohlbefinden für die ganze Familie führt.

Amorbach, April 2001   Annette Porcher-Spark

WAS IST MODERNE HOMÖOPATHIE?

1 Was ist Moderne Homöopathie? – Eine kurze Einführung die Antihomotoxische Medizin

Vorweg: Sie können an jeder Stelle dieses Ratgebers einsteigen – auch ohne diese Einführung gelesen zu haben. Wenn Sie sich jedoch näher mit der Antihomotoxischen Medizin beschäftigen, werden Sie ein ganzheitliches Verständnis für Krankheit und Gesundheit entwickeln, von dem Sie und Ihre Familie langfristig profitieren können.

Auf den Punkt gebracht ist die Antihomotoxische Medizin eine Richtung der Naturheilkunde, die darauf zielt, die Selbstheilungskräfte des Körpers anzuregen und Giftstoffe (Homotoxine) auszuscheiden. Unter dem Begriff Homotoxin wird alles zusammengefasst, was für den Menschen unverträglich und schädlich ist, zum Beispiel Krankheitserreger wie Viren und Bakterien, aber auch Schadstoffe aus der Nahrung und der Umwelt. In der Homotoxikologie, der Lehre von den Auswirkungen von Giftstoffen auf den Menschen, wird Krankheit als ein biologisch sinnvoller Vorgang verstanden, durch den der Körper versucht, Giftstoffe unschädlich zu machen und auszuscheiden. Auf dieser

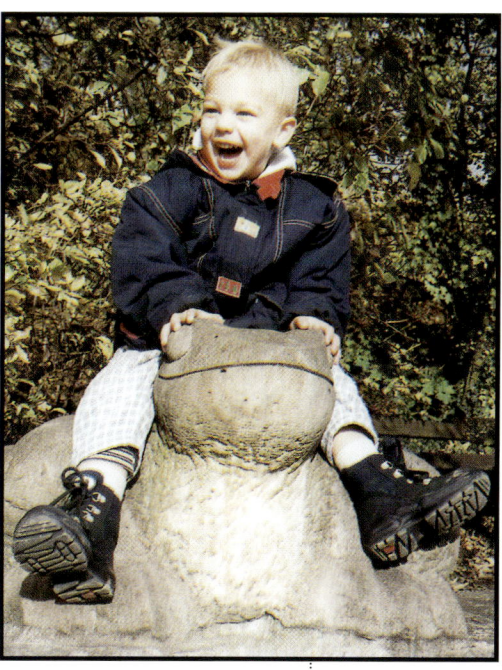

Für Kinder ist Gesundheit etwas selbstverständliches.

WAS IST MODERNE HOMÖOPATHIE?

Grundlage arbeitet die Antihomotoxische Medizin, indem diese zweckmäßige Reaktion durch die Behandlung mit homöopathischen Kombinationsmitteln unterstützt werden soll.

Die maßgebliche Idee des Begründers der Homotoxikologie, Dr. Hans-Heinrich Reckeweg (1905–1985), war, nach Möglichkeiten der Behandlung zu suchen, bei der die unerwünschten Nebenwirkungen der Schulmedizin vermieden werden können und gleichzeitig eine schnelle Wirkung gewährleistet ist. In seiner Praxis beobachtete der Arzt, dass er diesen Effekt bei seinen Patienten erreichen konnte, wenn er sie gleichzeitig mit mehreren homöopathischen Einzelsubstanzen, also homöopathischen Kombinationsmitteln, behandelte.

Aufgrund der großen Erfolge dieser Therapie und der wachsenden Nachfrage, begann Reckeweg selbst mit der Herstellung von homöopathischen Kombinationsmitteln, die er Antihomotoxische Arzneimittel nannte.

1.1 Krankheit als dynamischer Prozess – sechs verschiedene Phasen

Für den Stoffwechsel von großer Bedeutung: das Bindegewebe

Die Reaktion des Körpers auf ein Homotoxin hängt sowohl von der Art des Giftes als auch von der Abwehrlage des Organismus ab. Die Schadstoffe lagern sich zunächst im Bindegewebe ab, das sich zwischen Organen, Blutgefäßen und Nervenbahnen befindet. Das Bindegewebe hat beim Stoffaustausch zwischen den Blutgefäßen und den Organzellen die Funktion eines Filters. Wird diese Filterfunktion zum Beispiel durch die Ablagerung von Homotoxinen verstopft, treten Störungen der Stoffwechselfunktion auf, die zu Erkrankungen führen.

WAS IST MODERNE HOMÖOPATHIE?

Die Antwort des Organismus auf ein Gift läuft nach den Vorstellungen der Antihomotoxischen Medizin in verschiedenen Phasen ab, das heißt Krankheiten werden als dynamische Prozesse verstanden. In der von Reckeweg entwickelten Sechs-Phasen-Tabelle wird dieses Modell anschaulich dargestellt.

1. Exkretionsphase: Ausscheidung

Der menschliche Organismus verfügt über vielfältige Möglichkeiten, die Ausscheidung von Homotoxinen, zum Beispiel durch Schweiß oder Urin, zu bewältigen. Diese erste Phase wird in der Sechs-Phasen-Tabelle als Exkretionsphase bezeichnet.

2. Inflammationsphase: Entzündung

In der 2. Phase, der Inflammationsphase, reagiert der Körper mit gesteigerten Abwehrmaßnahmen gegen das Gift: Durch lokal begrenzte Abwehrreaktionen, die häufig von Entzündungen begleitet werden, soll das Homotoxin zum Beispiel durch Eiter eliminiert werden.

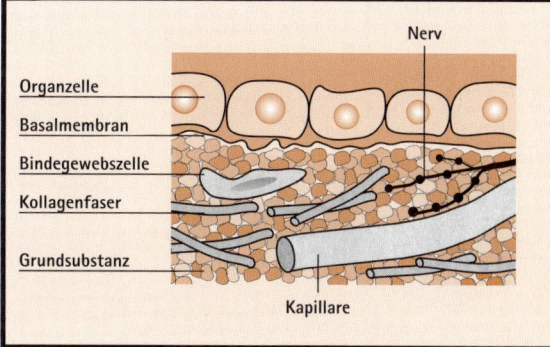

Schema eines Querschnitts durch das Bindegewebe

Die beiden ersten Phasen werden unter dem Oberbegriff „humorale Phase" zusammengefasst, weil der Kontakt mit den Homotoxinen noch keine Zellschädigung hervorruft. Die Entgiftungsreaktionen spielen sich ausschließlich im extrazellulären Raum, also zwischen den Zellen, ab. In der humoralen Phase sind die Selbstheilungskräfte noch voll intakt und der Körper versucht, durch zweckmäßige Reaktionen das Gift aus zuscheiden. Eine typische Krankheit der humoralen Phase ist der normale Schnupfen.

WAS IST MODERNE HOMÖOPATHIE?

	humorale Phasen		
	normale Reaktion	gesteigerte Reaktion	beginnende Speicherung
Organsystem	Exkretionsphase Ausscheidung	Inflammationsphase Entzündung	Depositionsphase Ablagerung
Haut	◆ Schweiß	◆ Akne	◆ Warzen
Darm	◆ Durchfall	◆ Schleimhautentzündung	◆ Kotsteine ◆ Verstopfung
Lunge	◆ klarer Schleim	◆ Bronchitis	◆ Staublunge
Niere	◆ Urinfluss	◆ Nierenbeckenentzündung	◆ Nierensteine
Leber / Galle	◆ Gallenfluss	◆ Leber-/Gallenentzündung	◆ Gallensteine ◆ Fettleber
Bauchspeicheldrüse	◆ Bauchspeicheldrüsenfluss	◆ Bauchspeicheldrüsenentzündung	◆ Bauchspeicheldrüsenverkalkung
Knochen / Gelenke	◆ Gelenkflüssigkeit	◆ Arthritis	◆ Gichtkristalle ◆ Gelenkschwellung
	◆ Alteration	◆ Reaktion	◆ Fixierung
Psyche	◆ Nervosität	◆ Hyperkinetische Störung	◆ psychosomatische Erkrankungen

Der
⬅ Verbesserung (regressive Vikariation)

Kinderkrankheiten spielen sich vor allem in den humoralen Phasen ab. Unter diesem Aspekt wird deutlich, dass manche Symptome, wie zum Beispiel Schwitzen und Fieber, auch wenn sie für das betroffene Kind unangenehm sind, eine sinnvolle

WAS IST MODERNE HOMÖOPATHIE?

Matrix-Phasen	zelluläre Phasen	
endgültige Speicherung	dauerhafte Schädigung	unkontrollierte Veränderung
Imprägnationsphase Zellerkrankung	Degenerationsphase Zellumbau	Dedifferenzierungsphase Zellentartung
◆ Neurodermitis	◆ Hautatrophie	◆ Hautkrebs
◆ Colitis ulcerosa	◆ Dickdarmdivertikulose	◆ Darmkrebs
◆ Asthma	◆ Emphysem	◆ Lungenkrebs
◆ eingeschränkte Nierenfunktion	◆ Schrumpfniere	◆ Nierenkrebs
◆ Leberzellerkrankung	◆ Leberzirrhose	◆ Leberkrebs
◆ chronische Bauchspeicheldrüsenentzündung	◆ Diabetes mellitus	◆ Bauchspeicheldrüsenkrebs
◆ Rheuma	◆ Arthrose	◆ Knochenkrebs
◆ Chronifizierung	◆ Defizite	◆ Entkoppelung
◆ Depression ◆ Angstneurosen	◆ Schizophrenie	◆ Katatonie

biologische Schnitt

⟶ Verschlimmerung (progressive Vikariation) ⟶

Sechs-Phasen-Tabelle nach Reckeweg: Kinderkrankheiten spielen sich meist in den humoralen Phasen ab.

Reaktion des Körpers sein können. Zu häufiger Einsatz von fiebersenkenden oder entzündungshemmenden Medikamenten und Antibiotika kann zu Blockaden innerhalb der biologischen Grundregulation führen und so die Selbstheilung hemmen. Statt

WAS IST MODERNE HOMÖOPATHIE?

diese Symptome zu unterdrücken, kann es nützlicher sein, die Ausscheidung des Giftes durch die Gabe des passenden homöopathischen Kombinationsmittels zu beschleunigen. Das von Reckeweg verfolgte Prinzip, Nachteile der schulmedizinischen Behandlung wie unerwünschte Arzneimittelwirkungen zu vermeiden und gleichzeitig durch den Einsatz von Naturheilverfahren eine vergleichbar schnelle Wirkung zu erreichen, macht gerade bei der Therapie von Kinderkrankheiten viel Sinn: Kinder erkranken oft akut und brauchen deshalb eine schnelle, aber auch sanfte Behandlung.

3. Depositionsphase: Ablagerung

Wenn der Körper nicht mehr in der Lage ist, die Schadstoffe auf normalem Weg oder durch Entzündung auszuscheiden, werden diese im Gewebe deponiert (lat. deponere = ablagern). Als Zwischenlager für die Homotoxine dient in dieser Phase die Matrix (Grundsubstanz) des Bindegewebes (siehe Abbildung auf Seite 14). Typisch für diese 3. Phase sind chronische Entzündungen, wie sie im Kindesalter zum Beispiel als Gaumenmandelvergrößerung (Tonsillenhyperplasie) auftreten können.

4. Imprägnationsphase: Zellschädigung

Imprägnationsphase: Die Zelle ist nicht mehr voll funktionsfähig.

In dieser Phase ist die Belastung des Bindegewebes durch die Homotoxine so stark, dass seine Filterfunktion empfindlich gestört wird. Der Stoffaustausch zwischen Blutgefäßen und Zellen wird behindert und es kommt zu Zellschädigungen. Charakteristisch für diese Phase sind zum Beispiel allergische Erkrankungen wie Neurodermitis, Heuschnupfen und Asthma.

Die Phasen 3 und 4 werden zur Matrix-Phase zusammengefasst. Zwischen der 3. und 4. Phase liegt der biologische Schnitt, eine Art magische

WAS IST MODERNE HOMÖOPATHIE?

Grenze für die Aktivierung der Selbstheilungskräfte. Durch die starke Homotoxin-Belastung des Bindegewebes und die daraus folgende Zellschädigung nehmen die Fähigkeiten des Körpers zur Selbstregulation, die in den ersten drei Phasen noch vorhanden sind, rechts vom biologischen Schnitt kontinuierlich ab.

5. Degenerationsphase: Zelluntergang
Die Zellschädigung ist in dieser Phase bereits so weit fortgeschritten, dass das betroffene Organ nicht mehr voll funktionsfähig ist. Eine wichtige Rolle spielt diese Phase bei der Entstehung von chronischen Erkrankungen, die im Alter häufiger auftreten. Als Folge des Zellunterganges kann es zum Beispiel zur Bildung von Narben und Verkalkungen kommen. Typische Ausdrucksformen dieser Phase sind Gelenkversteifungen (Arthrosen) und Leberzirrhose. Auch die Schädigung bestimmter Abwehrzellen im Blut durch die Infektion mit einem Virus wie bei AIDS (Aquired Immune Deficiency Syndrome) ist ein Beispiel für die 5. Phase. Die Gabe Antihomotoxischer Arzneimittel kann in diesen Krankheitsstadien, wenn auch nicht zu einer Heilung, in manchen Fällen doch zu einer Linderung der Symptome beitragen.

6. Dedifferenzierungsphase: Zellentartung
In dieser Phase ist die Zerstörung der Zellen so weit fortgeschritten, dass sie die für sie typische Struktur verlieren und entarten. Das genetische Material dieser Zellen ist so verändert, dass sie ihr eigenes Leben führen auf Kosten des sinnvollen Miteinanders im übrigen Organismus. Typisch für diese Phase der „bösartigen" Zellveränderungen sind die Krebserkrankungen. Bei einigen Krebserkrankungen ist der Zusammenhang mit bestimmten Homotoxinen nachgewiesen: Viren und Gebärmutterhalskrebs, Teer und Lungenkrebs, Schimmelpilze und Leberkrebs werden miteinander in Verbindung gebracht.

WAS IST MODERNE HOMÖOPATHIE?

Da die Zerstörung der Zellen in den beiden letzten Phasen die größte Rolle spielt, werden Phase 5 und 6 unter dem Oberbegriff zelluläre Phase zusammengefasst.

Bei den ganz normalen Kinderkrankheiten, die in diesem Buch vorgestellt werden, spielt die Seite der Sechs-Phasen-Tabelle rechts vom biologischen Schnitt keine Rolle.

Kinderkrankheiten: links vom biologischen Schnitt

Dynamik – die Vikariation

Auch wenn die Sechs-Phasen-Tabelle ein anschauliches Modell für die dynamische Entwicklung von Krankheit ist, soll dadurch keineswegs der Eindruck entstehen, dass der Übergang von einer Phase zur nächst schlimmeren zwangsläufig ist. Vielmehr soll das Phasenmodell vor allem als eine Art Systematik dienen, durch die das Verständnis von Krankheit als einem dynamischen Prozess verdeutlicht wird. Zwischen den einzelnen Phasen sind fließende Übergänge in beide Richtungen, also sowohl Verbesserungen als auch Verschlimmerungen möglich. Diese möglichen Verschiebungen zwischen den Phasen werden in der Antihomotoxischen Medizin als Vikariation (lat. vicarius = Stellvertreter) bezeichnet. Die Verschiebung einer Phase nach links wird als regressive Vikariation bezeichnet – der Patient ist auf dem Weg der Besserung. Bei einem Richtungswechsel nach rechts wird von einer progressiven Vikariation gesprochen – die Krankheit verschlimmert sich. Ein Beispiel für eine progressive Vikariation, wie sie bei Kindern vorkommen kann, ist die Streptokokken-Angina, die eine Nierenentzündung oder Rheuma auslösen kann.

Ziel der Behandlung mit Antihomotoxischen Arzneimitteln ist es, durch Anregung der Selbstheilungskräfte progressive Vikariationen zu verhindern und regressive anzuregen. Bei Betrachtung der Sechs-Phasen-Tabelle wird deutlich, dass die Unter-

WAS IST MODERNE HOMÖOPATHIE?

drückung wichtiger körpereigener Regulationsmechanismen, beispielsweise Fieber, die natürlichen Entgiftungsaktionen des Körpers verhindern und damit zu einer progressiven Vikariation führen kann.

Regressive Vikariation ist ein gutes Zeichen

1.2 Homöopathie in aller Munde – was steckt dahinter?

Die Beliebtheit homöopathischer Mittel nimmt ständig zu – etwa drei Viertel der Bevölkerung halten laut Umfragen Homöopathie für eine gute Alternative und 90 Prozent der Patienten, die mit diesen Mitteln behandelt wurden, sind mit dem Therapieerfolg zufrieden.

Obwohl nach Ansicht vieler Wissenschaftler die Wirkungsweise dieser Methode in wissenschaftlichen Studien bisher noch nicht nachgewiesen ist, gibt die überwiegende Mehrzahl der niedergelassenen Ärzte an, auch mit homöopathischen Mitteln erfolgreich zu behandeln. Die zunehmende Beliebtheit der Homöopathie beruht vor allem auf der Erfahrung vieler Patienten: nicht selten helfen diese Mittel gerade in den Fällen, in denen die konventionellen Methoden nicht die erhoffte Wirkung zeigen. Die praktischen Erfahrungen sprechen also für homöopathische Mittel,

> **Und sie wirkt doch!**
> Wissenschaftlern ist der Nachweis gelungen, dass potenzierte homöopathische Arzneimittel anders auf Enzyme im Lebergewebe wirken als die entsprechende Verdünnung mit der gleichen Menge an Wirksubstanz. In zahlreichen Versuchen wurde immer wieder deutlich, dass die homöopathische Potenz D8 die Aktivität verschiedener Enzyme stärker beeinflusst als die gleich starke, konventionell verdünnte Lösung. Auch wenn diese Ergebnisse keine Rückschlüsse auf die therapeutische Wirksamkeit zulassen, deuten die Beobachtungen nach Ansicht der Experten darauf hin, dass die Homöopathie eine naturwissenschaftliche Basis hat und so auch mit den Methoden der Biochemie erforscht werden kann.

WAS IST MODERNE HOMÖOPATHIE?

auch wenn die Art der Wirkung mit den heute zur Verfügung stehenden, wissenschaftlichen Methoden noch nicht nachweisbar ist.

Das Simile-Prinzip – Ähnliches mit Ähnlichem heilen

„Wähle, um sanft, schnell und dauerhaft zu heilen, in jedem Krankheitsfalle eine Arznei, welche ein ähnliches Leiden für sich erregen kann, als sie heilen soll – similia similibus currentur!" Diese Forderung des Gründers der Homöopathie, Samuel Hahnemann (1755–1843), beruht auf der Erfahrung, dass eine Substanz beim Gesunden bestimmte Symptome hervorrufen kann, ihr so genanntes Arzneimittelbild. Homöopathisch aufbereitet wirkt diese Substanz als Arzneimittel gegen eben diese Symptome, indem sie die körpereigenen Prozesse zur Heilung der Krankheit anregt.

Potenzieren – das Merkmal der Homöopathie

Durch ein spezielles Herstellungsverfahren, das Potenzieren, entfalten homöopathische Arzneimittel ihre besondere Kraft (lat. = potentia). Dabei wird die Ausgangssubstanz zunächst in Alkohol gelöst. Durch stufenweises Verdünnen dieser Urtinktur und anschließendes zehnmaliges, rhythmisches Schütteln der Lösung wird das Mittel potenziert. Jeder Potenzierungsschritt wird mit einer Zahl gekennzeichnet. Es gibt drei Arten von Potenzen:

- ◆ **D-Potenzen: Verdünnungsschritte 1:10**
  D1 enthält 10 Prozent Arzneistoff, D2 enthält 1 Prozent, D3 0,1 Prozent usw.

- ◆ **C-Potenzen: Verdünnungsschritte 1:100**
  C1 enthält 1 Prozent Arzneistoff, C2 0,01 Prozent, C3 0,0001 Prozent usw.

Samuel Hahnemann – der Vater der Homöopathie

WAS IST MODERNE HOMÖOPATHIE?

◆ **LM-Potenzen: Verdünnungsschritte 1 : 50 000**
  LM 1 enthält 0,002 Prozent Arzneistoff,
  LM 2 nur 0,000004 Prozent usw.

Von Kritikern der Homöopathie wird häufig argumentiert, dass oberhalb der Potenz D23 nach den Regeln der Chemie kein Molekül der Ausgangssubstanz mehr vorhanden ist. Homöopathen vertreten allerdings die Ansicht, dass durch die spezielle Zubereitung, das Potenzieren, die heilende Energie des Stoffes auf die Trägerlösung übertragen wird und höhere Potenzen deshalb sogar wirksamer sind. Inzwischen gibt es Studien, die für eine spezielle, durch das Potenzieren hervorgerufene Wirkung sprechen.

In der Praxis wählt der Homöopath die Potenz des Einzelmittels nach individuellen Gesichtspunkten aus. Niedrige Potenzen (D1–D6 und C1–C3) wirken auf die körperliche Materie und Struktur. Von den Homöopathen wird dies als organotrop bezeichnet. Sie werden vor allem bei akuten Erkrankungen eingesetzt. Mittlere Potenzen (D7–D15 und C4–C6) wirken auf die Regulation von körpereigenen Funktionen, also funktiotrop und werden besonders bei chronischen Erkrankungen verwendet. Hochpotenzen ab D30 oder C15 wirken nach Ansicht der Homöopathen als Information und stärker im geistig-seelischen Bereich. Für die fachgerechte Anwendung von Hochpotenzen sind eine gute homöopathische Ausbildung und langjährige Erfahrung notwendig.

Kinder besitzen meist rege Abwehrkräfte.

Da Kinder in den meisten Fällen über gut funktionierende Abwehrkräfte verfügen, reichen bei einer Erkrankung fast immer niedrige Potenzen aus, um die Selbstheilungskräfte anzuregen.

WAS IST MODERNE HOMÖOPATHIE?

Kombinationsmittel wirken rasch und zuverlässig

„Gut kombiniert" wirkt schneller und sicherer
Während die klassischen Homöopathen davon ausgehen, dass es für jeden erkrankten Menschen ein ganz bestimmtes, zu ihm und zu seiner Krankheit passendes Mittel gibt, machte der Begründer der Homotoxikologie, Dr. Hans-Heinrich Reckeweg, die Beobachtung, dass er seine Patienten häufig schneller und sicherer behandeln konnte, wenn er ihnen eine sinnvoll zusammengestellte Kombination mehrerer homöopathischer Mittel verabreichte. Dies veranlasste ihn, homöopathische Kombinationsmittel herzustellen, also Kombinationen aus zwei oder mehreren homöopathischen Einzelmitteln, die sich in der Wirkung gegenseitig ergänzen.

In der Praxis wurde immer deutlicher, dass die gleichzeitige Gabe verschiedener, sich in der Wirkung unterstützender homöopathischer Einzelmittel in Form von Kombinationsmitteln über einige erhebliche Vorteile verfügt: Die Auswahl des passenden Mittels nimmt deutlich weniger Zeit in Anspruch – ein Vorteil, der besonders bei der Behandlung von Kindern, die oft akut, mit sehr stürmischen Symptomen erkranken, von großer Bedeutung ist. Der Behandelnde kann sicher sein, dass das Kombinationsmittel immer passt und die erwünschte Wirkung rasch eintritt.

Auch klassische Homöopathen verabreichen einem Patienten mehrere homöopathische Einzelmittel, allerdings nicht gleichzeitig, sondern zeitlich versetzt. Dies verdeutlicht, dass in manchen Fällen die Vielfalt der Symptome besser durch verschiedene homöopathische Arzneimittel behandelt werden kann. Auch dies gelingt mit den homöopathischen Kombinationsmitteln deutlich schneller und effizienter.

1.3 Was Sie bei der Behandlung mit Antihomotoxischen Arzneimitteln beachten sollten

Antihomotoxische Arzneimittel können bei der Behandlung sehr vieler Erkrankungen sehr nützlich sein. Das Spektrum reicht von den akut entzündlichen über die chronischen Krankheiten bis zu den degenerativen Veränderungen. Aber die Methode hat wie jedes andere Verfahren natürlich auch Grenzen. Alle Erkrankungen, bei denen die Fähigkeit des Körpers zur Selbstregulation aufgehoben ist, gehören dazu, also zum Beispiel Schock und lebensgefährliche Zustände wie ein Herzinfarkt. Auch wenn deutlich wird, dass die Selbstheilungskräfte des Organismus mit einer Infektion nicht fertig werden, die Krankheit also schlimmer wird, wie dies zum Beispiel im Kindesalter bei einer Bronchitis, einer Lungen- oder auch einer Mittelohrentzündung der Fall sein kann, sollten selbstverständlich andere Arzneimittel, zum Beispiel Antibiotika, eingesetzt werden.

Da alle Antihomotoxischen Arzneimittel im Gegensatz zu den homöopathischen Einzelmitteln mit einem Beipackzettel versehen sind, finden Sie dort auch genaue Angaben zur Dosierung, Anwendungsdauer und Hinweise auf mögliche Wechselwirkungen.

Gehen Sie zum Arzt, wenn die Krankheit schlimmer wird!

2 Was Kinder krank machen kann

Die rasante technische Entwicklung in der Medizin hat dazu geführt, dass die noch zu Anfang dieses Jahrhunderts sehr hohe Kindersterblichkeit erheblich abgenommen hat. Dazu haben Errungenschaften der Schulmedizin wie Impfungen und Antibiotika sehr viel beigetragen. Auch die Fortschritte in der Geburtshilfe haben dazu geführt, dass heute viel mehr Kinder gesund das Licht der Welt erblicken. 1901 betrug beispielsweise die Säuglingssterblichkeit noch 20 Prozent; heute liegt sie deutlich unter einem Prozent. Aufgrund dieser Entwicklung sollte die Aussicht auf eine gesunde Kindheit heute sehr viel größer sein als noch zu Anfang des 20. Jahrhunderts.

Trotzdem berichten viele Experten davon, dass immer mehr Kinder unter gesundheitlichen Problemen leiden. Möglicherweise reagieren der kindliche Organismus und die kindliche Seele schneller und sensibler auf die zahlreichen Umwelteinflüsse. Die klassischen Erreger von Infektionskrankheiten spielen heute dank Schutzimpfungen und moderner Arzneimittel eine geringere Rolle. Vielmehr scheinen Faktoren wie Stress, Luftverschmutzung, einseitige Ernährung und Bewegungsmangel heute wesentlich mehr Kinder krank zu machen als früher.

Trotz dieses wenig erfreulichen Trends können Sie als Eltern einiges dafür tun, dass ihr Kind nicht unnötig unter den krank machenden Faktoren seiner Umwelt leiden wird. Sie werden feststellen, dass die Antihomotoxischen Arzneimittel auch bei der Vorbeugung und Behandlung solcher Beschwerden und Krankheiten im Kindesalter oft rasch und sicher helfen – und das, ohne Nebenwirkungen hervorzurufen.

WAS KINDER KRANK MACHEN KANN

2.1 Übung macht den Meister – Entwicklung des Immunsystems

Der Kontakt mit Infektionserregern wie Viren und Bakterien regt das Immunsystem zur Bildung von speziellen Abwehrstoffen (Antikörpern) an. Ein Neugeborenes hat bereits einen gewissen Schutz vor Infektionen durch Antikörper, die es im Mutterleib aus dem mütterlichen Blut erhält. Dieser Schutz vor bestimmten Infektionen wird als Nestschutz oder auch Leihimmunität bezeichnet. Bei gestillten Kindern besteht dieser Schutz noch länger, da sie durch die Muttermilch weiterhin Antikörper erhalten. Die Natur sorgt also in gewisser Weise dafür, dass Neugeborene trotz ihres noch nicht ganz ausgereiften Immunsystems vor Krankheitserregern geschützt werden.

Kleinkinder und Kinder im Kindergartenalter erkranken sehr häufig an Infekten des Nasen-Rachen-Raums und der oberen Atemwege, die in den meisten Fällen von Viren ausgelöst werden. Dadurch erwerben sie allmählich eine Immunität gegen die vielen in der Umwelt vorkommenden Krankheitserreger.

Als Eltern von Kindern in diesem Alter machen Sie sich möglicherweise Sorgen, dass ihr Kind zu oft krank ist. Deshalb sollten Sie wissen, dass Kinderärzte acht bis zwölf Infekte pro Jahr bei Kindern in dieser Altersgruppe für durchaus normal halten. Etwa ab dem fünften bis sechsten Lebensjahr geht die Häufigkeit von Infekten normalerweise auf zwei bis drei pro Jahr zurück.

Acht bis zwölf Infekte pro Jahr sind normal

2.2 Alles hat seine Zeit – Krankheitsphasen

Der Verlauf einer Infektion ist von der Art des Krankheitserregers und der Reaktion des Organismus abhängig, also auch davon, wie das Abwehrsystem des Betroffenen reagiert. Bei einer Infektion mit einem Erreger können in manchen Fällen einige Tage vergehen, bis die ersten Krankheitssymptome auftreten. Dieser Zeitraum wird als Inkubationszeit bezeichnet. Während der Inkubationszeit besteht bereits Ansteckungsgefahr, die allerdings je nach Art des Erregers sehr unterschiedlich stark ausgeprägt sein kann; sehr ansteckend sind zum Beispiel Masern und Windpocken. Bei Personen, die keine Immunität gegen diese Viren besitzen, beträgt die Wahrscheinlichkeit sich anzustecken mehr als 90 Prozent.

Inkubationszeit

Schließlich bricht die Krankheit mit den jeweiligen Kennzeichen aus. Viele der bei einem Infekt auftretenden typischen Symptome wie Fieber, Schwitzen, verstärkte Schleimbildung und Durchfall können als ein Versuch des menschlichen Organismus verstanden werden, die Krankheitserreger auszuscheiden. Nach der Sechs-Phasen-Tabelle von Reckeweg (s. S. 16) spielt sich dies in der humoralen Phase ab, und es handelt sich um sinnvolle Reaktionen, mit denen der Körper versucht, die Infektion zu überwinden.

Krankheitserscheinungen

Auch nach Abklingen der Symptome braucht der Körper noch etwas Zeit, um sich zu erholen. Diese Phase wird auch als Rekonvaleszenz bezeichnet. In diesem Zeitraum muss sich auch das körpereigene Immunsystem regenerieren, um wieder voll funktionsfähig zu werden. Gerade Kindern, die sehr häufig an Infekten erkranken, muss genügend Zeit für die Rekonvaleszenz gegeben werden. Zu oft werden sie, um möglichst wenig zu ver-

Rekonvaleszenz

WAS KINDER KRANK MACHEN KANN

passen, zu früh wieder in die Schule geschickt und werden dann bald erneut krank.

Mit der Überwindung der Infektion erwirbt der Kranke eine Immunität, das heißt, er hat spezielle Antikörper gegen den betreffenden Erreger. Diese Immunität hält unterschiedlich lang; nach einer Maserninfektion bleibt die Immunität ein Leben lang erhalten.

Teilweise lebenslange Immunität

3 Fieber und Infektanfälligkeit

3.1 Auf Hochtouren – Fieber

Durch die Erhöhung der Körpertemperatur beim Fieber werden die Vermehrung der Viren und Bakterien gestoppt und körpereigene Abwehrzellen aktiviert. Fieber kann also ein Zeichen dafür sein, dass der Organismus adäquat auf eine Infektion reagieren kann. Bis 37,9°C spricht man von subfebrilen Temperaturen, ab 39°C von hohem Fieber.

Fieber beginnt ab 37,9°C

Besonders bei Kindern ist es oft eindrucksvoll, wie schnell sie Fieber bekommen und wie sie sich ebenso schnell wieder davon erholen können.

Auch wenn Fieber zunächst eine sinnvolle Reaktion des kindlichen Organismus ist und deshalb nicht unbedingt sofort gesenkt werden muss, sollten Sie immer im individuellen Fall entscheiden, was zu tun ist. Es gibt Kinder, die trotz hohen Fiebers noch relativ munter sind, während andere Kinder einen schwer kranken Eindruck machen. Therapeutische Maßnahmen sind bei Kindern spätestens ab 39°C notwendig. Bei Kindern, die zu Fieberkrämpfen neigen, sollten Sie sich von Ihrem Kinderarzt ausführlich über die erforderlichen Maßnahmen beraten lassen. Fieber bedeutet immer auch, dass der Stoffwechsel auf Hochtouren läuft und Ihr Kind deshalb Ruhe, Entspannung und Wärme braucht. Deshalb gehört ein fieberndes Kind ins Bett. Von intensiven Reizen wie Fernsehen und Computer sollte eine Pause gemacht werden. Es muss reichlich Flüssigkeit zugeführt

FIEBER UND INFEKTANFÄLLIGKEIT

werden. Lassen Sie dabei das Kind wählen, ob es kalten Fruchtsaft, Wasser oder heißen Tee bevorzugt.

Zwingen Sie Ihr Kind nicht zum Essen. Kinder haben häufig ein sehr gutes Gespür dafür, was ihnen gut tut – respektieren Sie ihre Wünsche. Die vorübergehende Appetitlosigkeit während einer Krankheit ist normal und ein Zeichen dafür, dass der Körper sämtliche Energien zur Überwindung der Erkrankung braucht und deshalb nicht zusätzlich mit Verdauungsarbeit belastet werden sollte.

Nach Abklingen der Symptome sollten Sie Ihrem Kind genügend Zeit geben, sich von der Krankheit erholen zu können.

 Das können Sie tun

Besonders geeignet für Säuglinge und Kleinkinder ist Viburcol. Die Zäpfchen können Kindern dieser Altersgruppe leicht verabreicht werden. Viburcol enthält unter anderem auch Chamomilla, ein Homöopathisches Einzelmittel aus Kamille, das gute Wirksamkeit bei Säuglingen mit Zahnungsbeschwerden zeigt, die häufig mit Fieber und Unruhe einhergehen.

> **AUF EINEN BLICK**
> **Fieber**
> **Allgemeine Maßnahmen**
> - Bettruhe
> - Reizabschirmung
> - ausreichende Flüssigkeitszufuhr
> - Wadenwickel
>
> **Medikamentöse Maßnahmen**
> - Viburcol
> - Gripp-Heel
> - Engystol

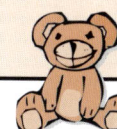

Für ältere Kinder ist Gripp-Heel, das als Tabletten zur Verfügung steht, geeignet. Die Kombination aus fünf homöopathischen Einzelmitteln (Aconit, Bryonia, Lachesis, Eupatorium und Phosphorus) ist bei fieberhaften Infektionskrankheiten und zur Steigerung der körpereigenen Abwehr wirksam. Auch Engystol, ein homöopathisches Kombinationmittel, eignet sich sehr gut

FIEBER UND INFEKTANFÄLLIGKEIT

zur Behandlung von viralen Infekten mit Fieber. Dass es die Vermehrung von Viren hemmt, wurde bereits in wissenschaftlichen Studien nachgewiesen. Es fördert zudem die körpereigene Abwehr und kann deshalb auch zur Vorbeugung eingesetzt werden, zum Beispiel bei drohenden Grippe-Epidemien.

3.2 Schon wieder erwischt – Infektanfälligkeit

Unser Immunsystem ist vielen Einflüssen ausgesetzt.

Das kindliche Immunsystem ist heute sehr vielen Einflüssen ausgesetzt, die zu einer höheren Infektanfälligkeit führen können (siehe Abbildung). Die Belastung der Umwelt mit Schadstoffen spielt dabei ebenso eine Rolle wie die Ernährung.

In der Forschung mehren sich auch die Hinweise dafür, welch großen Einfluss die Psyche auf das körpereigene Abwehrsystem hat. Lang anhaltende körperliche, aber auch seelische Belastungen können demnach die Funktionen des Immunsystems beeinträchtigen. Diese komplexen Zusammenhänge werden in einem noch relativ neuen Fachgebiet, der Psychoneuroimmunologie, erforscht.

Um Ihrem kranken Kind zu helfen, sollten Sie alle diese verschiedenen Faktoren berücksichtigen, vor allem wenn Ihr Kind sehr häufig krank ist oder sich nur sehr langsam erholt.

FIEBER UND INFEKTANFÄLLIGKEIT

Die Antihomotoxische Medizin ist auch unter diesem Aspekt eine sehr sinnvolle Behandlungsmethode, da die Anregung der körpereigenen Selbstheilungskräfte im Vordergrund steht und nicht primär die Symptome unterdrückt und bekämpft werden.

> **AUF EINEN BLICK**
> **Infektanfälligkeit**
> **Medikamentöse Maßnahmen**
> - Echinacea compositum
> - Lymphomyosot
> - Engystol

☞ Das können Sie tun

Lymphomyosot ist ein Antihomotoxisches Kombinationsmittel, das aus sehr vielen homöopathischen Einzelsubstanzen besteht und das Immunsystem auf vielfältige Weise anregt. Es fördert unter anderem die Ausscheidung von Schadstoffen über die Leber und die Nieren und bewirkt auch durch Lymphdrainage eine Entgiftung. Bei einer Therapie mit Antibiotika kann durch die gleichzeitige Gabe von Lymphomyosot die Ausscheidung des Antibiotikums beschleunigt und so die unerwünschten Arzneimittelwirkungen reduziert werden.

Echinacea compositum enthält unter anderem Sonnenhut (Echinacea), der für seine immunmodulierende Wirkung bekannt ist. Bei diesem Präparat handelt es sich um Injektionslösungen, die bei Kindern auch oral verabreicht, also getrunken werden können. Engystol kann wie bei Fieber auch in diesem Fall angewendet werden.

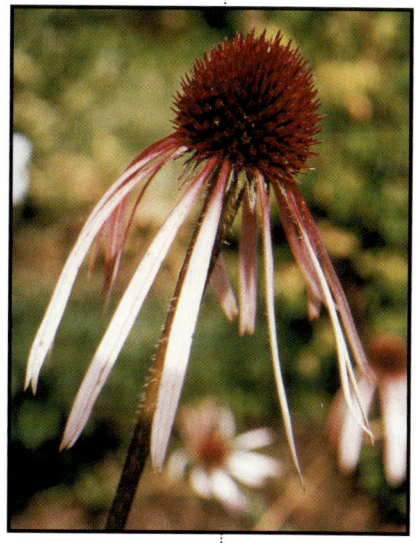

Der Sonnenhut ist eine wirksame Heilpflanze zur Unterstützung der Abwehrkräfte.

4 Atemwege

4.1 Wenn die Nase läuft – Schnupfen

Die typischen Beschwerden bei Schnupfen – Niesen und verstopfte Nase – entstehen durch Entzündungen der Nasenschleimhaut, die überwiegend durch Viren hervorgerufen werden. Entzündungen des Nasen-Rachen-Raumes gehören zu den häufigsten Infekten des Säuglings- und Kleinkindalters.

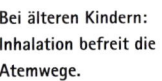

Auch wenn es sich nur um einen so genannten banalen Infekt handelt und die gesteigerte Schleimbildung beim Schnupfen im Sinne der Antihomotoxischen Medizin eine sinnvolle Reaktion des Körpers zur Ausscheidung der Toxine bedeutet (s. Sechs-Phasen-Tabelle), können die Symptome besonders für Säuglinge recht unangenehm sein. Aufgrund der beeinträchtigten Nasenatmung entwickeln manche der betroffenen Kinder Trink- und Schlafstörungen. Außerdem besteht die Möglichkeit, dass der Schnupfen zu einer Nasennebenhöhlenentzündung oder sogar zu einer Bronchitis fortschreiten kann.

Bei älteren Kindern: Inhalation befreit die Atemwege.

Schon relativ einfache Maßnahmen, wie zum Beispiel Befeuchten der Raumluft – am besten kochsalzhaltiges Wasser verdampfen lassen – können die Symptome lindern. Bei Säuglingen, die noch gestillt werden, können Sie versuchen, das Nasensekret mit etwas Muttermilch zu verflüssigen. Auch ätherische Öle können hilfreich sein. In der Apotheke gibt es spezielle, für Säuglinge und Kleinkinder geeignete Präparate, wie zum Beispiel Babix oder Pinimenthol (Salbe mild). Meersalzhaltige

ATEMWEGE

Nasenspülungen und -tropfen eignen sich auch sehr gut für Kinder.

Bitte beachten Sie, dass Salben oder sonstige Zubereitungen mit ätherischen Ölen niemals im Gesicht des Kindes angewendet werden dürfen! Ätherische Öle wie Kampfer und Menthol sind bei Säuglingen und Kleinkindern tabu, da sie bei diesen Kindern einen reflexartigen Atemstillstand hervorrufen können.

Niemals Kampfer und Menthol bei kleinen Kindern!

 Das können Sie tun

Auch die in der Antihomotoxischen Medizin zur Behandlung von Schnupfen eingesetzten Präparate können bei Kindern angewendet werden. Als Nasentropfen stehen Euphorbium comp. Nasentropfen und Luffeel comp. Heuschnupfenspray (Dosierspray ohne Treibgas) und Naso-Heel als Tropfen zur Verfügung. Euphorbium comp. Nasentropfen enthalten verschiedene homöopathische Einzelmittel, darunter Euphorbium, die sich bei der Behandlung von Entzündungen der oberen Atemwege bewährt haben.

Luffeel comp. Heuschnupfenspray eignet sich aufgrund seiner Zusammensetzung besonders für die Behandlung von allergisch bedingtem Schnupfen (s. S. 82). Luffeel comp. steht auch in Tablettenform zur Verfügung.

> **AUF EINEN BLICK**
> **Schnupfen**
> **Allgemeine Maßnahmen**
> - Luft befeuchten
> - Babix, Pinimenthol
> - meersalzhaltige Nasentropfen oder -spülungen
>
> **Medikamentöse Maßnahmen**
> - Euphorbium comp. Nasentropfen
> - Naso-Heel
> - Luffeel comp. Heuschnupfenspray oder Tabletten

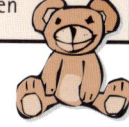

ATEMWEGE

4.2 Der Druck wird größer – Nasennebenhöhlenentzündung

Länger anhaltender Schnupfen, nächtlicher Husten – typischerweise etwa zwei bis drei Stunden nach dem Schlafengehen – und auch Kopfschmerzen im Stirnbereich (Schmerzen nehmen bei nach vorne gebeugtem Kopf zu!) können Hinweise auf Entzündungen der Nasennebenhöhlen (Sinusitis) sein.

Die Nasennebenhöhlen stehen mit dem Nasenraum in direkter Verbindung. Sie werden in die vier Bereiche Kieferhöhle, Stirnhöhle, Keilbeinhöhle und Siebbeinzellen unterteilt. Es handelt sich dabei um luftgefüllte Räume, die mit Schleimhaut ausgekleidet sind. Die Luftfüllung dieser Höhlen erfolgt erst im Laufe der ersten zehn Lebensjahre, deshalb kommen isolierte Erkrankungen der Nebenhöhlen in diesem Alter nur selten vor.

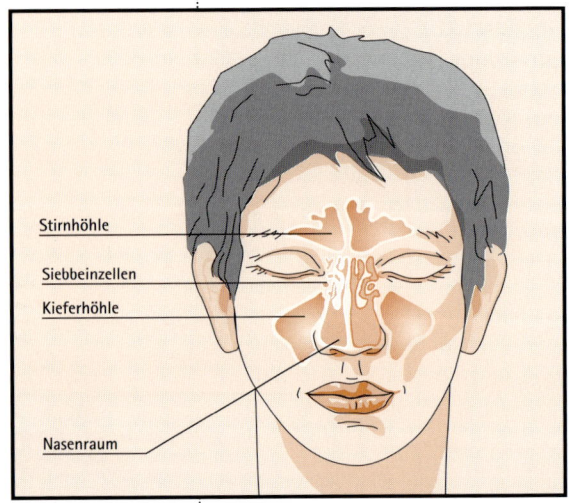

Schema des Systems des Nasenraumes und der Nebenhöhlen

Stirnhöhle
Siebbeinzellen
Kieferhöhle
Nasenraum

Eine akute Nasennebenhöhlenentzündung tritt bei Kindern meist begleitend zu einem Schnupfen auf und wird als Rhinosinusitis bezeichnet, bei der die Schnupfensymptome typischerweise im Vordergrund stehen. Bei Kindern spielen neben Infektionen auch Allergien (s. S. 72) eine wichtige Rolle als Ursache von Beschwerden im Bereich der Nasennebenhöhlen – die Häufigkeit der allergischen Rhinosinusitis bei

ATEMWEGE

Klein- und Schulkindern wird von Experten auf etwa 30 Prozent geschätzt.

👉 Das können Sie tun

Zur Behandlung sind die bei Schnupfen empfohlenen Maßnahmen geeignet. Erleichterung bringt auch Wärme. Durch die Erwärmung, zum Beispiel durch Rotlicht, wird die Durchblutung der Schleimhäute gefördert und so die lokale Infektabwehr verbessert.

Durch Infektionen mit Bakterien hervorgerufene, eitrige Nasennebenhöhlenentzündungen sollten in der Regel mit Antibiotika behandelt werden, da es zu lebensgefährlichen Komplikationen kommen kann, wenn sich die Infektion im Schädelbereich ausbreitet.

Gute Erfolge lassen sich bei einer Sinusitis auch durch Akupunktur erreichen; vor allem bei älteren Kindern und chronischen Verlaufsformen kann die Anwendung dieses Verfahrens hilfreich sein.

> **AUF EINEN BLICK**
> **Entzündung der Nasennebenhöhlen**
> ▷ Maßnahmen bei Schnupfen (S. 35)
>
> **Allgemeine Maßnahmen**
> - Wärmebehandlung (z.B. Rotlicht)
> - bei Neigung zu Rückfällen: Akupunktur (ältere Kinder)
>
> **Medikamentöse Maßnahmen**
> - bei bakterieller Sinusitis: Antibiotika
> - Euphorbium comp. Tropfen
> - Traumeel Tabletten oder Tropfen

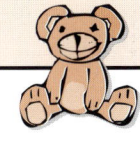

Als Antihomotoxische Arzneimittel eignen sich die bei Schnupfen beschriebenen Mittel. Euphorbium comp. wird auch in Tropfenform zur Einnahme empfohlen. Zusätzlich kann die Gabe von Traumeel, das als Tabletten, Tropfen und Ampullen zur Verfügung steht, sehr hilfreich sein. Dieses homöopathische Kombinationsmittel, das unter anderem Arnika, Calendula und

ATEMWEGE

Belladonna enthält, wirkt ausgezeichnet bei lokalen Entzündungen und Schwellungen der Schleimhäute, wie sie bei einer Sinusitis bestehen. In wissenschaftlichen Studien wurde der entzündungshemmende Effekt von Traumeel im Vergleich mit Azetylsalizylsäure, einem sehr wirksamen chemischen Entzündungshemmer, der in vielen Schmerz- und Fiebermitteln enthalten ist, belegt. Das homöopathische Kombinationsmittel erwies sich als ebenso wirksam.

4.3 Wenn Kinder schwer zu schlucken haben – Halsschmerzen

Halsschmerzen werden durch Entzündungen im Rachenraum hervorgerufen. In 90 Prozent der Fälle sind es Viren, die die Halsentzündungen verursachen. Durch die Rötung und Schwellung im Rachenraum entsteht eine Verengung, die zu typischen Symptomen wie Schluckbeschwerden, brennende Halsschmerzen, Trockenheitsgefühl, Hustenreiz und Räusperzwang führt. Wenn die beiden Gaumenmandeln (Tonsillen) ebenfalls entzündet sind, spricht man von einer Angina tonsillaris (Angina = Enge).

Bei Halsschmerzen: lutschen, trinken, gurgeln

Besonders Kinder im Vorschulalter haben recht häufig Halsschmerzen. Durch Gurgeln und Mundspülungen mit Kamillentee können die Entzündungserscheinungen im Rachenraum gemildert werden – Kamille wirkt entzündungshemmend und fördert die Heilung. Auch Salbeitee ist zum Trinken und Gurgeln bei Halsschmerzen geeignet. Allerdings wird der intensive Geschmack dieser Heilpflanze von kleineren Kindern nicht besonders geschätzt. Eis lutschen als therapeutische Maßnahme bei Halsschmerzen erfreut sich bei den kleinen Patienten meist größerer Beliebtheit. Der kühlende Effekt der Eiscreme wirkt

ATEMWEGE

abschwellend. Außerdem führt Lutschen zu verstärkter Speichelbildung, wodurch das Trockenheitsgefühl gemildert wird. Dieser Effekt wird auch bei der Gabe von Lutschtabletten genutzt. Als Lutschtabletten sind bei Kindern homöopathische Zubereitungen sehr wirksam, zum Beispiel Tonsiotren. Auch Halswickel sind ein beliebtes Hausmittel bei Halsentzündungen.

☞ Das können Sie tun

Als Antihomotoxische Arzneimittel zur Behandlung von Halsschmerzen eignen sich Angin-Heel Tabletten. Bei häufig wiederkehrenden Halsentzündungen und Vergrößerung der Gaumenmandeln (Tonsillarhypertrophie) kann zusätzlich Lymphomyosot Abhilfe schaffen.

Falls die Halsschmerzen Ihres Kindes durch die beschriebenen Maßnahmen nicht besser werden, sollten Sie unbedingt zu einem Kinderarzt gehen. Die Ursachen für länger dauernde Halsschmerzen können sehr vielfältig sein. Hohes Fieber und schweres Krankheitsgefühl können Hinweise auf eine bakteriell bedingte Angina tonsillaris sein. Durch ein Blutbild und einen Rachenabstrich kann der Arzt in diesen Fällen versuchen abzuklären, um welchen Erreger es sich handelt und falls notwendig ein passendes Antibiotikum verschreiben. Bei einer durch Streptokokken (Kugelbakterien) verursachten Angina tonsillaris sollte zur Verhütung von Komplikationen wie akutem rheumatischem Fieber oder lokalen Abszessen mit Antibiotika behandelt werden. Die gleichzeitige Gabe von Antihomotoxischen Medikamenten wie Lymphomyosot kann dazu beitragen, die unerwünschten Arzneimittelwirkungen des Antibiotikums zu vermindern und die Selbstheilungskräfte zu unterstützen.

Ein Wickel gegen Halsschmerzen: feucht-kaltes oder warmes Tuch um den Hals legen, darüber einen Wollschal wickeln

ATEMWEGE

Mandeloperation – was spricht dafür, was dagegen?
Wenn ihr Kind häufig an Anginen erkrankt und die Gaumenmandeln bereits vergrößert sind – was bei jüngeren Kindern keine Seltenheit ist – stellt sich möglicherweise die Frage nach einer Mandeloperation (Tonsillektomie). Über die Nützlichkeit dieser Operation ist man sich auch in Ärztekreisen nicht einig.

Das Für und Wider einer Mandeloperation sollte auch unter dem Aspekt, dass die Gaumen- und Rachenmandeln aus lymphatischem Gewebe bestehen, also eine wichtige Rolle in der Entwicklung des kindlichen Immunsystems spielen, betrachtet werden. Eine Vergrößerung der Mandeln ist im Kleinkindalter aufgrund der häufigen Infekte normal und kann sich zurückbilden. Zudem bedeutet eine Mandeloperation keine Garantie für ein Leben ohne Halsschmerzen. Andererseits berichten manche Eltern, dass ihre Kinder nach dem Eingriff seltener an Infekten erkrankten.

Bevor Sie sich für eine Operation entscheiden, können Sie zunächst mit ganzheitlichen Methoden versuchen, die Infektabwehr und die Selbstheilungskräfte anzuregen. Neben den gegen Infektanfälligkeit beschriebenen Maßnahmen (s. S. 33) gibt es in der Antihomotoxischen Medizin noch sehr viele therapeutische Möglichkeiten, mit denen ein auf diesem Gebiet erfahrener Arzt Ihrem Kind helfen kann.

AUF EINEN BLICK
Halsschmerzen

Allgemeine Maßnahmen
- Mundspülungen und Gurgeln mit Kamillen- oder Salbeitee
- Eis lutschen
- Halswickel

Medikamentöse Maßnahmen
- homöopathische Lutschtabletten (z.B. Tonsiotren)
- Angin-Heel
- bei bakterieller Mandelentzündung: Antibiotika, gleichzeitig Lymphomyosot

Unabhängig davon, wie Sie sich entscheiden werden, sollten Sie sich zunächst möglichst gut über das Thema informieren und sich auch unterschiedliche Ansichten anhören. Nehmen Sie sich Zeit! Falls Sie den Eindruck gewinnen, Sie müssten sich schnell entscheiden, fragen Sie nach: Warum? Eine Mandeloperation ist in der Regel ein planbarer Eingriff, es sollte also genügend Zeit zur Entscheidungsfindung zur Verfügung stehen.

Lassen Sie sich Zeit für Ihre Entscheidung

4.4 Zwei lästige Gesellen – Husten und Bronchitis

Eine Entzündung der Schleimhäute der unteren und oberen Atemwege führt zu Husten als charakteristischem Symptom. Die Art des Hustens – trocken, bellend, anfallartig, mit Auswurf (produktiver Husten) – lässt Rückschlüsse auf den Ort der Entzündung und die möglichen Ursachen zu.

In der Mehrzahl der Fälle tritt Husten bei Kindern im Rahmen eines Virusinfektes auf, bei dem die Schleimhäute des Kehlkopfes, der Luftröhre oder der Bronchien mitbetroffen sind. Zunehmend spielen auch Allergene als Auslöser eine Rolle, wie zum Beispiel beim Asthma bronchiale (s. S. 83). Auch die Rolle von Schadstoffen in der Umwelt für die auffällige Zunahme von Erkrankungen der Atemwege im Kindesalter wird diskutiert: In zahlreichen Studien wurde ein Zusammenhang zwischen der Konzentration von Ozon und anderen Luftschadstoffen beispielsweise aus Autoabgasen und der Häufigkeit von Atemwegserkrankungen nachgewiesen. Ebenfalls bewiesen ist der negative Einfluss von Zigarettenrauch – Kinder aus Haushalten, in denen geraucht wird, erkranken deutlich häufiger.

ATEMWEGE

☞ **Das können Sie tun**

Bei der Behandlung von Husten haben sich Heilpflanzen (Phytotherapeutika) sehr bewährt. Lindernd auf den Hustenreiz bei trockenem Husten wirken zum Beispiel Eibischwurzel, Malvenblüten und Isländisch Moos. Zur Schleimlösung bei Husten mit Auswurf eignen sich vor allem Thymian, Efeu und Süßholz. Es gibt zahlreiche pflanzliche Hustenmittel, die Kombinationen aus diesen Heilpflanzen enthalten und die auch speziell zur Behandlung von Kindern geeignet sind. Falls der Husten von Fieber begleitet ist, sollten zusätzlich die dort beschriebenen Maßnahmen (s. S. 31) ergriffen werden.

Bei Husten mit Schleimbildung muss viel Flüssigkeit zugeführt werden. Warme Getränke, zum Beispiel pflanzliche Hustentees, häufig verabreicht, sind in diesen Fällen sehr hilfreich. Auch bei Husten können die Beschwerden durch Anfeuchten der Atemluft und Inhalieren mit Kochsalzlösung erheblich gelindert werden.

Ein Erkältungsbad lindert den Husten und streichelt die Seele.

Thymian kann auch als Badezusatz verwendet werden. Das Einatmen der in dieser Heilpflanze enthaltenen ätherischen Öle mildert den Hustenreiz.

Entsprechend der vielfältigen Ursachen und Charakteristika des Symptoms Husten gibt es viele homöopathische Mittel zur Behandlung der unterschiedlichen Hustenformen. Allerdings ist gerade aufgrund dieser Vielfalt die Auswahl des richtigen Mittels bei Husten oft schwierig und langwierig. Die homöopathischen Kombinationsmittel der Antihomotoxischen Medizin ermöglichen hingegen besonders bei Husten eine rasche und effektive Behandlung.

ATEMWEGE

Husteel Tropfen enthalten unter anderem Cuprum aceticum D6 und sind besonders zur Behandlung von krampfartigem Husten geeignet. Bei einer Bronchitis, also einer Entzündung der Bronchien, können Bronchalis-Heel Tabletten gegeben werden. Als weitere Antihomotoxische Arzneimittel gibt es unter anderem Droperteel, das ebenfalls bei Bronchitis und zusätzlich bei Keuchhusten wirksam ist. Tartephedreel hilft bei allen Entzündungen der Luftwege, also auch bei Entzündungen des Kehlkopfes, bei Asthma bronchiale (s. S. 83) und bei langwierigem Husten. Auch durch die Gabe von Traumeel Tabletten kann die Entzündung der Schleimhäute bei Husten gehemmt werden. Ebenfalls günstig im Sinne einer Anregung der Selbstheilungskräfte wirkt die zusätzliche Einnahme von Lymphomyosot und Echinacea compositum.

Bitte denken Sie daran, dass Husten ein ernst zu nehmendes Symptom ist! Aufgrund der vielfältigen Ursachen sollten Kinder mit Husten, der länger als eine Woche dauert, von einem Arzt untersucht werden. Auch gleichzeitiges Fieber und Husten, der das Kind erheblich beeinträchtigt, erfordern immer die Abklärung und Behandlung durch einen Arzt.

Bronchitis – was bei Husten hilft, das hilft auch hier

Eine Bronchitis kann im Rahmen einer Erkältung entstehen, wenn die Infektion auf die Schleimhäute der Bronchien übergreift. Fast 90 Prozent aller akuten Bronchitiden bei Kindern werden durch Viren verursacht. Die Haupterkrankungszeit liegt im Winter. Als Auslöser spielen aber auch zunehmend Allergien, Zigarettenrauch und andere Luftschadstoffe eine Rolle.

Bei einer akuten Bronchitis tritt zunächst ein trockener Husten auf, der nach ein bis zwei Tagen in einen Husten mit Schleimbildung und Auswurf übergeht. Bei Säuglingen und Kleinkindern

ATEMWEGE

Bei Bronchitis zum Arzt

kann der Auswurf allerdings fehlen, weil sie das Sekret schlucken. Kinder dieser Altersgruppe können eine Bronchitis haben, ohne die typischen Husten-Symptome zu zeigen. Auch bei Appetitmangel, Abgeschlagenheit und erhöhter Temperatur (bis 37,9°C) sollte bei Kindern dieser Altersgruppe an eine Bronchitis gedacht werden.

Da bei einer Bronchitis die Gefahr einer zusätzlichen Infektion mit Bakterien und das Risiko einer Ausbreitung zur Lungenentzündung besteht, sollte die Erkrankung von einem Arzt behandelt werden, der auch über die Notwendigkeit der Gabe von Antibiotika im individuellen Fall entscheiden wird.

In den ersten drei Lebensjahren ist die Wahrscheinlichkeit, dass die Bronchien bei einem viralen Infekt mitbetroffen sind, höher als bei älteren Kindern. Kinderärzte halten durchschnittlich ein bis zwei Bronchitiden in dieser Altersgruppe für normal. Von einer chronischen Bronchitis müssen Sie erst ausgehen, wenn Husten und Auswurf mindestens drei Monate anhalten und diese Erkrankungen sich öfter wiederholen.

👉 Das können Sie tun

Auch bei einer Bronchitis ist die Behandlung mit Antihomotoxischen Arzneimitteln sehr hilfreich. Da diese homöopathischen Kombinationsmittel die Selbstheilungskräfte des Körpers anregen

---

AUF EINEN BLICK

Husten und Bronchitis

Allgemeine Maßnahmen
- Raumluft befeuchten
- viel trinken – möglichst warme Getränke
- Inhalationen
- Tees bei trockenem Husten: Eibischwurzel, Malvenblüten, Isländisch Moos
- schleimlösende Tees: Thymian, Efeu, Süßholz

Medikamentöse Maßnahmen
- Husteel Tropfen
- Bronchalis-Heel
- Droperteel
- Tartephedreel
- Traumeel
- Stärkung des Immunsystems: Echinacea compositum, Lymphomyosot

ATEMWEGE

und die Ausscheidung von Giftstoffen wie Infektionserregern und Schadstoffen aus der Umwelt fördern, ermöglichen sie auch in Fällen, bei denen die Ursache der Beschwerden nicht eindeutig geklärt werden kann, eine ganzheitliche Therapie. Außerdem kann die Behandlung mit Antihomotoxischen Arzneimitteln wesentlich dazu beitragen, die Entwicklung von chronischen Beschwerden (vgl. Kapitel 1.1: Sechs-Phasen-Tabelle, progressive Vikariation) zu verhindern.

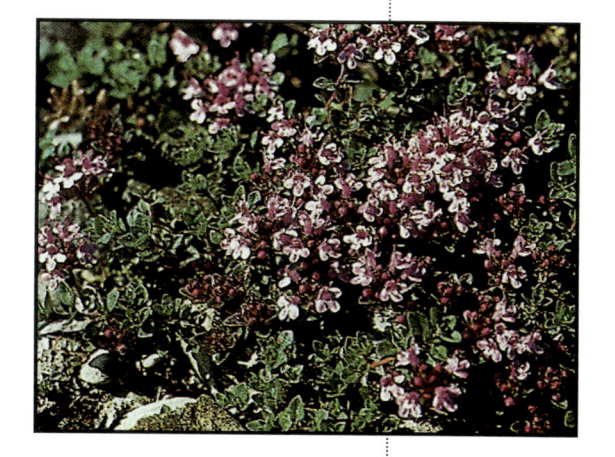

Thymian ist eine alte Heilpflanze gegen Erkrankungen der Atemwege.

4.5 Viel Ruhe und viel frische Luft – Pseudokrupp

Durch Entzündung und Schwellung der Schleimhäute im Bereich des Kehlkopfes und der Luftröhre kann eine Einengung (Stenose) der oberen Atemwege entstehen, die unter dem Namen Pseudokrupp bekannt ist.

Bellender Husten und ein pfeifendes Geräusch beim Einatmen, die relativ plötzlich im Rahmen eines viralen Infektes auftreten, können Hinweise auf einen Pseudokrupp sein. Falls die Schwellung im Bereich der Schleimhäute von Kehlkopf und Luftröhre fortschreitet, kann sich Atemnot entwickeln. Diese Atemnot äußert sich zunächst als Unruhe und Angst und kann sogar bis zur Bewusstlosigkeit führen.

Die Symptome: heiserer, bellender Husten und Pfeifgeräusche

45

ATEMWEGE

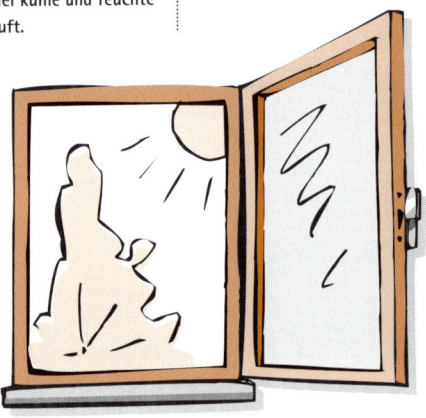

Bei Kindern unter einem Jahr ist die Krankheit selten. Vieles spricht dafür, dass diese Kinder noch durch die mütterliche Leihimmunität (s. S. 27) geschützt sind. Am häufigsten tritt die Erkrankung im zweiten Lebensjahr auf und Jungen sind öfters betroffen als Mädchen. Mit zunehmendem Alter wird der Pseudokrupp seltener. Dabei spielt sicher eine Rolle, dass der innere Durchmesser der kindlichen Atemwege durch das Wachstum zunimmt und dadurch die Gefahr einer Verengung geringer wird.

Bei Pseudokrupp hilft viel kühle und feuchte Luft.

Wie bei allen Atemwegserkrankungen im Kindesalter wird auch beim Pseudokrupp das Zusammenwirken verschiedener Faktoren für die Entstehung der Beschwerden diskutiert. Bei wiederholten Anfällen können auch psychische Faktoren eine Rolle spielen. Deshalb ist es für alle Beteiligten das Beste, Ruhe zu bewahren und zu versuchen, das Kind zu beruhigen und mit angenehmen Dingen wie Lieblingskuscheltier oder Lieblingsspielzeug von seiner Krankheit abzulenken. Gleichzeitig sollte für ausreichende Zufuhr von kühler und feuchter Luft gesorgt werden.

Informieren Sie sich beim Arzt über Notfallmedikamente

Zögern Sie auf keinen Fall, einen Arzt zu konsultieren, wenn Ihnen die Situation bedrohlich erscheint! Ein guter Arzt hat auch Verständnis für die Angst der Eltern!

☞ **Das können Sie tun**

Auf jeden Fall sollten die Beschwerden von einem Arzt abgeklärt werden. Um weiteren Pseudokrupp-Anfällen und der damit

ATEMWEGE

verbundenen Aufregung für Sie und Ihr Kind vorzubeugen, sollten Sie sich vom Arzt unbedingt über die entsprechenden Möglichkeiten informieren lassen! Es gibt spezielle Notfallmedikamente, zum Beispiel Rectodelt 100 als Zäpfchen, die Sie sich zu Hause bereitlegen können. Die Wirkung dieses Kortikosteroids, das die Entzündung und Schwellung hemmt, setzt etwa 30 Minuten nach der Anwendung ein.

Falls Sie Bedenken haben, weil es sich bei diesem Notfallmedikament um ein chemisch dem Kortison verwandtes Mittel handelt, sollten Sie berücksichtigen, wie viel gefährlicher eine akute Atemnot für Ihr Kind ist. Bei einer einmaligen Gabe sind die Nebenwirkungen sowieso zu vernachlässigen.

> **AUF EINEN BLICK**
> **Pseudokrupp**
> **Allgemeine Maßnahmen**
> - Beruhigung und Ablenkung
> - Zufuhr feuchter, kalter Luft
> - Notfallmedikament vorrätig haben (z.B. Rectodelt 100)
> - spezielle Atemtechniken einüben
>
> **Medikamentöse Maßnahmen**
> - Drosera-Homaccord
> - zur Vorbeugung: Spongia D3, Hepar sulfuris D4
> - bei beginnendem Infekt: Aconitum D12, Spongia D12, Rumex D12

Außerdem gibt es spezielle Atemtechniken, mit denen Sie Ihrem Kind helfen können, ruhiger zu atmen und der Entstehung einer akuten Atemnot vorzubeugen. Am besten lassen Sie sich diese Techniken von Ihrem Arzt erklären und zeigen.

Auch wenn die Symptome dramatisch und belastend sind, können Sie beruhigt sein, dass mehr als fünf Anfälle bei einem Kind sehr selten sind und diese Beschwerden bei größeren Kindern mit ziemlicher Sicherheit verschwinden werden.

Neben Beruhigung, Belüftung und synthetischen Medikamenten hilft Drosera-Homaccord. Zur Prophylaxe werden die folgenden

ATEMWEGE

homöopathischen Mittel empfohlen: Spongia D3 und Hepar sulfuris D4 2-mal täglich je 1 Tablette. Bei einem beginnenden Infekt können Aconitum D12, Spongia D12 und Rumex D12 je einmal täglich 5 Tropfen gegeben werden.

MAGEN-DARM-ERKRANKUNGEN

5 Magen-Darm-Erkrankungen

5.1 Der schnelle Weg nach draußen – Durchfall und Erbrechen

Die häufigste Ursache für Durchfallerkrankungen (Diarrhöen) bei Kindern sind Infektionen mit Viren. Neben Bauchschmerzen und in manchen Fällen Erbrechen ist Fieber charakteristisch für eine Infektion.

Nach den Prinzipien der Antihomotoxischen Medizin handelt es sich sowohl bei Durchfall als auch bei Erbrechen um eine sinnvolle Reaktion des Körpers, der auf diese Weise versucht, ein Homotoxin (zum Beispiel Krankheitserreger oder unverträgliche oder verdorbene Nahrungsmittel) auszuscheiden. In der Sechs-Phasen-Tabelle gehören diese Symptome in die 1. Phase – die Ausscheidungs- oder Exkretionsphase (s. S. 16), in der die Selbstheilungskräfte gut funktionieren. Virusbedingte Durchfälle beispielsweise dauern in der Regel nicht länger als fünf bis sieben Tage und eine Behandlung mit Medikamenten ist meist nicht notwendig.

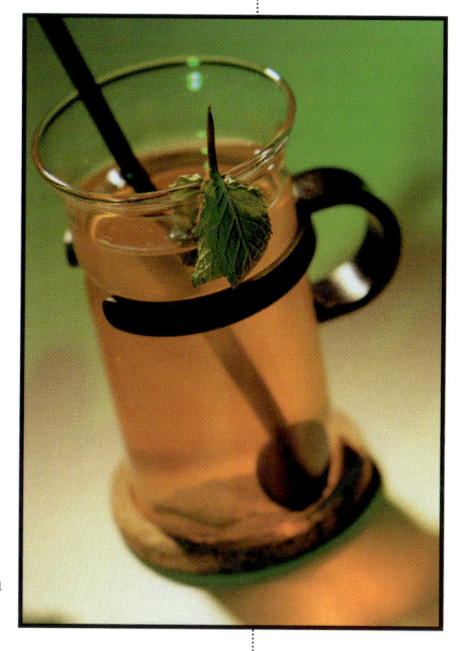

Gerbstoffhaltige Getränke wie schwarzer oder grüner Tee sind gut gegen Durchfall.

Dauert der Durchfall länger als eine Woche, sollten Sie unbedingt den Arzt konsultieren, da es noch viele andere Ursachen von Durchfällen gibt, die ärztlich abgeklärt und behandelt werden müssen.

MAGEN-DARM-ERKRANKUNGEN

👉 **Das können Sie tun**

Von größter Wichtigkeit bei Durchfall und Erbrechen ist der Ersatz von Flüssigkeit und Salzen (Elektrolyten). Durch die Infektion wird die normale Funktion der Darmschleimhaut gestört und die Aufnahme (Resorption) von Flüssigkeit und Salzen aus der Nahrung wird erheblich eingeschränkt. Dieser Flüssigkeits- und Salzverlust kann für Kinder wesentlich rascher gefährlich werden als für Erwachsene. Je kleiner ein Kind ist, desto schneller kann es zur Austrocknung kommen. Die Folge davon kann ein lebensgefährliches Kreislaufversagen sein.

Deshalb ist die ausreichende Zufuhr von Flüssigkeit und Salzen die wichtigste Maßnahme bei allen Durchfallerkrankungen. Die tägliche Trinkmenge muss größer sein als beim gesunden Kind und die Flüssigkeit sollte in kleinen Portionen gegeben werden, um den kranken Darm nicht zu überlasten. In der Apotheke bekommen Sie spezielle Getränke, so genannte Rehydratationslösungen, die Flüssigkeit und Salze in der notwendigen Konzentration enthalten. Sie können ein solches Getränk aus Tee und Saft auch selbst herstellen (siehe Kasten).

> **Rezept für Teemischung bei Durchfallerkrankungen**
>
> 1 Liter Tee (Kamillen-, Fenchel- oder schwarzer Tee) wird mit 1 Liter Orangensaft und einer Prise Salz (gerade so viel, dass es nicht salzig schmeckt) und 7 Teelöffeln Traubenzucker gemischt.

Hilfreich sind bei Durchfall immer gerbstoffhaltige Getränke wie schwarzer Tee. Unfermentierter grüner Tee, der sich zur Zeit großer Beliebtheit erfreut, enthält besonders viele Gerbstoffe. Auch getrocknete Heidelbeeren sind reich an Gerbstoffen und können bei Durchfall gegeben werden. In der Apotheke gibt es Medikamente gegen Durchfall, die Wirkstoffe aus getrockneten Heidelbeeren enthalten. Leicht verdauliche Speisen sind bei Durchfall empfehlenswert. Beachten Sie dabei die Vorlieben

MAGEN-DARM-ERKRANKUNGEN

ihres Kindes! Kinder und besonders kranke Kinder haben oft ein gutes Gespür dafür, was ihnen gut tut und was nicht. Sicherlich ist bei den empfehlenswerten Nahrungsmitteln auch etwas dabei, was Ihr Kind gern mag.

Auch nach einer Durchfallerkrankung sollte erst allmählich auf normale Kost umgestellt werden, damit sich die Darmschleimhaut ausreichend regenerieren kann. Schwer verdauliche, sehr fette und sehr süße Nahrungsmittel gehören nicht auf den Speiseplan.

Der Verlauf einer Durchfallerkrankung kann durch die Gabe Antihomotoxischer Arzneimittel, die die Selbstheilungskräfte des Körpers unterstützen, zusätzlich positiv beeinflusst werden. Weil für die Behandlung von Durchfall sehr viele verschiedene homöopathische Einzelmittel in Frage kommen, ist die Auswahl des passenden Mittels bei dieser Indikation für den Laien schwierig. Durch die Gabe von Antihomotoxischen Arzneimitteln kann den erkrankten Kindern in den meisten Fällen rascher und effektiver geholfen werden.

Mit Diarrheel steht ein homöopathisches Kombinationsmittel zur Verfügung, dass sich bei Durchfall sehr bewährt hat. Wenn die krampfartigen Bauchschmerzen sehr ausgeprägt sind, kann die Gabe von Spascupreel zu einer schnellen Linderung führen.

Die richtige Ernährung

empfehlenswert
- Elektrolytlösung
- fettfreie Gemüsesuppe
- Zwieback, Toast
- Reis oder Haferschleim
- Kartoffelbrei, Karottenbrei
- geriebener Apfel
- zerdrückte Banane
- stilles Mineralwasser
- Kümmel-, Fenchel-, Hagebuttentee

meiden
- Milch oder Milchprodukte
- kohlensäurehaltige Getränke
- blähende Nahrungsmittel
- stopfende Nahrungsmittel
- Fett
- Ei
- Kristallzucker
- Eis

Achten Sie bei Durchfall und Erbrechen auf die Ernährung.

MAGEN-DARM-ERKRANKUNGEN

Bei gleichzeitig bestehendem Erbrechen kann Vomitusheel, das es auch als Zäpfchen gibt, gegeben werden. Gegen die Entzündung der Darmschleimhaut hilft Traumeel und zur Anregung der körpereigenen Abwehr kann Lymphomyosot eingenommen werden.

> **AUF EINEN BLICK**
> **Durchfall und Erbrechen**
> Allgemeine Maßnahmen
> - viel trinken
> - nur leicht verdauliche Nahrungsmittel
>
> Medikamentöse Maßnahmen
> - Diarrheel
> - Spascupreel
> - Vomitusheel
> - Traumeel
> - Lymphomyosot

Besonderheiten bei Durchfall und Erbrechen im Säuglingsalter

Säuglinge mit Durchfall oder Erbrechen, das länger als einen Tag dauert, sollten immer vom Arzt untersucht werden. Nutzen Sie den Arztbesuch, um sich ausführlich über die Ernährung des erkrankten Säuglings zu informieren. Falls Sie Ihr Kind noch stillen, besteht kein Grund, damit aufzuhören. Der zusätzliche Flüssigkeitsbedarf kann durch die Gabe von Rehydratationslösungen, die der Arzt verordnet, gedeckt werden. In entsprechender Dosierung können die oben genannten Antihomotoxischen Arzneimittel auch Säuglingen gegeben werden.

5.2 Viele Ursachen und eine Wirkung – Verstopfung

Verstopfung ist ein auch im Kindesalter nicht seltenes Symptom, das sehr vielfältige Ursachen haben kann. Bei einer Verstopfung (Obstipation) ist die normale Frequenz des Stuhlganges von ein- bis zweimal pro Tag vermindert. Bei gestillten Kindern ist die Stuhlfrequenz deutlich höher und kann bei fünf- bis sechsmal täglich liegen. Übelkeit, Erbrechen, Blähungen, Appetitlosigkeit

MAGEN-DARM-ERKRANKUNGEN

und Gedeihstörungen können als begleitende Beschwerden auftreten.

Aufgrund der vielen möglichen Ursachen (vgl. Tabelle) sollte jede länger dauernde Verstopfung durch einen Arzt abgeklärt werden. Auch jede akute Form mit Schmerzen muss von einem Arzt untersucht werden.

☞ Das können Sie tun

Eine wichtige Maßnahme bei Verstopfung ist die ausreichende Zufuhr von Flüssigkeit. Bereits bei Säuglingen ist außerdem Bewegung wichtig, um eine gute Verdauung zu fördern. Deshalb wollen Kinder mit Bauchschmerzen herumgetragen werden – die Bewegung in den mütterlichen Armen ist hilfreich zur Anregung der Darmperistaltik. Zur Kräftigung der Bauchmuskulatur sollten die Kinder auch ausgiebig strampeln können. Bei der Ernährung sollte auf eine dem Alter angepasste, ballaststoffreiche Kost mit Obst und Gemüse geachtet werden. Milchzucker beschleunigt die Darmpassage und fördert so den Stuhlgang. Weizenkleie eignet sich auch bei Kindern gut als Ballaststoff-Lieferant. Kleinkinder (zwei bis sechs Jahre) bekommen täglich einen gestrichenen Esslöffel Weizenkleie, Schulkinder ab sieben Jahre täglich drei gestrichene Esslöffel. Achten Sie auf eine ausreichende Flüssigkeitszufuhr: eine kleine Tasse Flüssigkeit (150 ml) pro Esslöffel Weizenkleie!

Ursachen für Verstopfung

- zu geringe Flüssigkeitszufuhr
- mangelnde Bewegung
- ballaststoffarme Ernährung
- psychische Probleme (z.B. während des „Sauberkeitstrainings")
- Schmerzen beim Stuhlgang
- angeborene oder erworbene Erkrankungen des Magen-Darmtraktes
- angeborene oder erworbene Allgemeinerkrankungen (z.B. Schilddrüsenunterfunktion)

MAGEN-DARM-ERKRANKUNGEN

In der Homöopathie stehen zahlreiche Mittel zur Behandlung der Verstopfung zur Verfügung. Allerdings setzt deren Einsatz aufgrund der im Einzelfall zu berücksichtigenden Vielfalt der Ursachen große Erfahrung voraus.

Aktivität und Bewegung ist angesagt!

Wenn das Wohlbefinden des Kindes durch die Verstopfung beeinträchtigt ist, können die körpereigenen Selbstheilungskräfte durch die Gabe Antihomotoxischer Arzneimittel angeregt werden. Spascupreel wirkt effektiv bei Bauchkrämpfen und starken Blähungen und kann auch Kleinkindern ohne Risiko verabreicht werden (Zäpfchen).

AUF EINEN BLICK

Verstopfung

Allgemeine Maßnahmen
- viel trinken
- ausreichend Bewegung
- ballaststoffreiche Ernährung
- Weizenkleie, Milchzucker

Medikamentöse Maßnahmen
- Spascupreel

ZÄHNE

6 Zähne

6.1 Die Ersten tun sich schwer – Zahnungsbeschwerden

Vermehrter Speichelfluss und häufiges Weinen können auf Zahnungsbeschwerden hinweisen. Die ersten Milchzähne brechen normalerweise zwischen dem fünften und achten Monat durch. Allerdings gibt es eine große Variationsbreite – manche Neugeborenen kommen bereits mit einem Zahn auf die Welt; bei anderen Kindern erscheint der erste Milchzahn erst im zweiten Lebensjahr. Außerdem kann durch die meist in diesem Zeitraum stattfindende Nahrungsumstellung bei manchen Kindern häufiger Durchfall auftreten. Gleichzeitig werden die Kinder bedingt durch den nachlassenden Nestschutz anfälliger für Infekte und bekommen öfter Fieber.

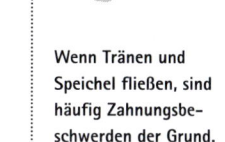

Wenn Tränen und Speichel fließen, sind häufig Zahnungsbeschwerden der Grund.

☞ **Das können Sie tun**

In der Apotheke sind zahlreiche Mittel erhältlich, die lokal auf das häufig deutlich gerötete Zahnfleisch aufgetragen werden können. Wenn der Zahndurchbruch von Symptomen wie Durchfall (s. S. 49) oder Fieber (s. S. 30) begleitet wird, können die bereits beschriebenen Mittel angewendet werden. Bei Kindern, die während der Zahnung viel weinen und schlecht schlafen, hat sich das homöopathische Einzelmittel Chamomilla sehr bewährt

AUF EINEN BLICK
Zahnungsbeschwerden
Medikamentöse Maßnahmen
- Chamomilla D6
- Viburcol

ZÄHNE

(2- bis 3-mal täglich 3 Globuli D6). Beruhigend bei Zahnungsbeschwerden mit und ohne Fieber wirken auch Viburcol Zäpfchen.

6.2 Vorbeugen ist besser – Zahnkaries

Zwischen dem sechsten und siebten Lebensjahr erscheinen in der Regel die ersten bleibenden Zähne. Die seit einigen Jahren intensiv betriebene Kariesprophylaxe durch Zahnärzte zeigt bereits positive Auswirkungen: Die Häufigkeit von Karies bei Kindern und Jugendlichen nimmt kontinuierlich ab.

☞ Das können Sie tun

Als homöopathische Kariesprophylaxe kann Neugeborenen in den ersten Lebenswochen Calcium carbonicum Hahnemanni D200 (fünf Globuli) gegeben werden. Diese Gabe kann auch noch zu einem späteren Zeitpunkt sinnvoll sein.

Als Begleittherapie der zahnärztlichen Kariesbehandlung stehen in der Antihomotoxischen Medizin Osteoheel Tabletten und Mercuris-Heel Tabletten zur Verfügung. Bei akuten Zahnschmerzen hilft Traumeel. Die Einnahme dieses homöopathischen Kombinationsmittels vor und nach zahnärztlichen Eingriffen, zum Beispiel wenn ein Zahn gezogen wird, kann die Wundheilung beschleunigen und Schmerzen lindern.

AUF EINEN BLICK
Zahnkaries
Medikamentöse Maßnahmen
- Osteoheel
- Mercurius-Heel
- zur Vorbeugung: Calcium carbonicum Hahnemanni D200
- bei Zahnschmerzen: Traumeel

7 Harnwege

7.1 Trinken was das Zeug hält! – Blasenentzündung

Bei Säuglingen und Kleinkindern können Fieber, Bauchschmerzen und Trinkunlust die ersten Anzeichen für eine Blasenentzündung sein. Die typischen Beschwerden wie häufiger Harndrang und Schmerzen und Brennen beim Wasserlassen können in diesem Alter fehlen oder schwer festzustellen sein. Oft zeigen Kinder erst wenn sie älter werden die typischen Symptome, die auf eine Blasenentzündung hinweisen.

> Manchmal fehlen die typischen Symptome

Entzündungen der Blase und der Harnwege müssen immer von einem Arzt behandelt werden. Durch die Untersuchung des Urins wird der Arzt entscheiden, ob eine Behandlung mit Antibiotika erforderlich ist. Sollte Ihr Kind häufiger an Harnwegsinfektionen leiden, muss ärztlich abgeklärt werden, ob eventuell angeborene Veränderungen der Harnwege vorliegen.

☞ Das können Sie tun

Bei einer Infektion der Harnwege besteht die Gefahr, dass die Krankheitskeime in den Harnwegen aufsteigen und die Nieren infizieren. Um dieser Komplikation vorzubeugen, sollten Blasenentzündungen bei Kindern immer ernst genommen werden. Wenn die Erkrankung von Fieber begleitet wird, gehören die kleinen Patienten ins Bett (s. S. 30). Lokale Wärmeanwendungen können die Schmerzen lindern. Ganz besonders wichtig ist die ausreichende Flüssigkeitszufuhr! Außerdem sollten die Kinder aufgefordert werden, häufig Wasser zu lassen. Durch diese

> Auf jeden Fall zum Arzt!

HARNWEGE

Maßnahmen wird die Blase durchgespült. Dieser „Durchspüleffekt" sorgt dafür, dass die Anzahl der Keime im Urin durch Verdünnung vermindert wird und die Bakterien schneller ausgeschieden werden.

Etwa ab dem vierten Lebensjahr können die Kinder auch Nieren-Blasen-Tees trinken. Die in diesen Tees enthaltenen Heilpflanzen wie Bärentraubenblätter, Birkenblätter und Goldrutenkraut regen die Harnbildung an und hemmen das Wachstum der Bakterien. Goldrutenkraut wirkt auch entzündungshemmend. Auch wenn eine Behandlung mit Antibiotika erforderlich ist, sollten diese Maßnahmen unbedingt begleitend durchgeführt werden!

Bei Kindern, die zu Blasenentzündungen neigen, kann die Durchspülungstherapie mit Nieren-Blasen-Tees auch erneuten Infektionen vorbeugen.

Bitte beachten Sie, dass Tees mit Bärentraubenblättern für die Dauer der Blasenentzündung, aber nicht länger gegeben werden sollten. Bei magenempfindlichen Kindern kann die Heilpflanze Übelkeit hervorrufen.

Viel trinken hilft, die Bakterien auszuschwemmen.

Kinder haben ein natürliches Bedürfnis danach, viel zu trinken. Dieses sinnvolle Verhalten sollten Sie unterstützen! Das Trinkverhalten eines Menschen wird bereits in jungen Jahren geprägt. Kinder, die nicht genug trinken dürfen, verlernen es, ihr Durstgefühl rechtzeitig wahrzunehmen und trinken später auch als Erwachsene deutlich weniger – oft zu wenig. Besonders im Alter kann ein derartiges Trinkverhalten zu erheblichen gesundheitlichen Problemen führen. Deshalb sollten Kinder so viel trinken

HARNWEGE

dürfen, wie sie wollen – am besten natürlich Wasser oder Tee. Früher gängige Verbote von Getränken zu den Mahlzeiten oder vor dem Schlafengehen schaden eher der Gesundheit des Kindes.

Mit Antihomotoxischen Arzneimitteln können bei Harnwegsinfektionen auch zusätzlich zu einer Antibiotika-Therapie die Selbstheilungskräfte angeregt werden. Besonders wenn bei einem Kind immer wieder Blasenentzündungen auftreten, hat die Verbesserung der körpereigenen Abwehr große Bedeutung. Speziell für die Behandlung von Entzündungen der Harnwege ist das Kombinationsmittel Reneel geeignet, das acht homöopathische Einzelmittel enthält, die sich bei der Behandlung dieser Beschwerden bewährt haben. Durch die Gabe von Traumeel oder Cosmochema Entzündungstropfen wird die Entzündung zusätzlich gehemmt. Die für die erkrankten Kinder oft sehr unangenehmen krampfartigen Bauchschmerzen können mit Spascupreel, das auch als Zäpfchen zur Verfügung steht, rasch und wirksam behandelt werden. Bei einer Neigung zu Harnwegsinfektionen kann die körpereigene Abwehr durch die Gabe von Echinacea compositum und Lymphomyosot angeregt werden.

> **AUF EINEN BLICK**
> **Harnwegsinfektionen**
> **Allgemeine Maßnahmen**
> - viel trinken – häufige Blasenentleerungen
> - ab dem 4. Lebensjahr pflanzliche Nieren-Blasen-Tees
> - Wärme
> - bei Fieber: Bettruhe
>
> **Medikamentöse Maßnahmen**
> - gegebenenfalls Antibiotika
> - Reneel
> - entzündungshemmend: Traumeel, Cosmochema Entzündungstropfen
> - gegen Krämpfe: Spascupreel
> - zur Vorbeugung: Echinacea compositum, Lymphomyosot

8 Ohren

8.1 Bei Kindern nicht selten – Mittelohrentzündung

Die akute Mittelohrentzündung (Otitis media) ist eine der häufigsten Infektionskrankheiten im Kindesalter. Beim Kleinkind handelt es sich meist um eine akute seröse Mittelohrentzündung, die im Rahmen von Virusinfektionen des Nasen-Rachen-Raums auftritt. Durch die Entzündung der Schleimhaut in der Ohrtrompete (Tube) und im Mittelohr kommt es zur Ansammlung von Flüssigkeit in diesem Bereich (seröse Entzündung). Diese harmlose und wenig schmerzhafte Form einer Mittelohrentzündung heilt meist von selbst in ein bis zwei Wochen aus.

Innen-, Mittelohr und äußerer Gehörgang

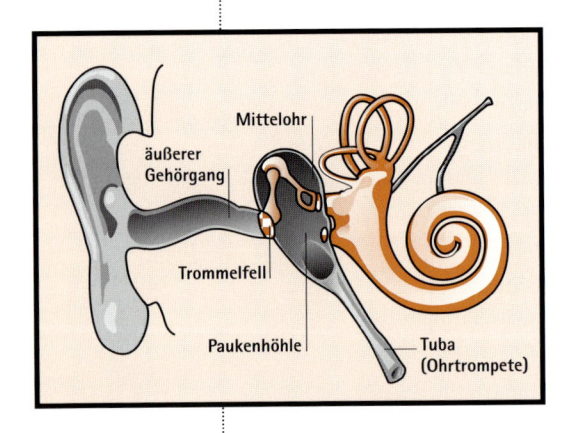

Allerdings können bei manchen Kindern häufiger Rückfälle (Rezidive) auftreten. Da die anatomischen Verhältnisse in diesem Bereich gerade bei Kleinkindern recht beengt sind, wird die Ohrtrompete nur mangelhaft belüftet. Mechanische Hindernisse wie zum Beispiel die Vergrößerung der Rachenmandel spielen dabei eine wesentliche Rolle. Wenn es wiederholt zu Flüssigkeitsansammlungen im Mittelohr und der Tuba kommt, kann sich mit der Zeit ein chronischer Erguss im Bereich der Paukenhöhle entwickeln. Durch einen solchen Paukenerguss wird die Schallleitung beeinträchtigt und dadurch das Hörvermögen der Kinder eingeschränkt. Da besonders Kleinkinder im Alter von ein bis drei Jahren betroffen sind – eine Lebensphase, die für das Erlernen der Sprache von größter Bedeutung ist –, besteht die Gefahr, dass die Sprachentwicklung verzögert wird.

Im Gegensatz zur serösen handelt es sich bei der akuten eitrigen Mittelohrentzündung um eine bakterielle Infektion, die mit erheblichen Schmerzen einhergehen kann. Die erkrankten Kinder wachen nachts auf und klagen über starken Druck und heftige Schmerzen im betroffenen Ohr. In den meisten Fällen haben die Kinder auch Fieber. Bei Ansammlung von Eiter im Mittelohr kann es zu einer Perforation des Trommelfells kommen (lat. perforare = durchbohren). Der Eiter fließt dann nach außen ab und die Schmerzen lassen nach. Es heilt meist von allein.

Schmerzhaft: die eitrige Mittelohrentzündung

Bitte beachten Sie, dass bei der akuten eitrigen Form einer Mittelohrentzündung bei nicht fachgerechter Behandlung erhebliche Komplikationen auftreten können. Deshalb sollte jedes Kind mit Ohrenschmerzen vom Arzt untersucht werden. Dieser kann dann unter anderem durch die Inspektion des Trommelfells eine Diagnose stellen und die notwendige Therapie einleiten.

☞ Das können Sie tun

Da die Kinder oft unter starken Schmerzen leiden, sind rasche schmerzlindernde Maßnahmen gefragt. Mit Antihomotoxischen Kombinationsmitteln kann dies aufgrund der schnellen und sicheren Wirkung auf eindrucksvolle Weise erreicht werden. Ein weiterer großer Vorteil ist das Fehlen von unerwünschten Nebenwirkungen, die bei synthetischen Schmerzmitteln, beson-

OHREN

ders wenn diese an Kleinkinder verabreicht werden, nicht sicher ausgeschlossen werden können.

Bei starken Ohrenschmerzen führt die Gabe von Belladonna-Homaccord zu einer raschen Schmerzlinderung. Dieses Antihomotoxische Kombinationsmittel enthält Belladonna und Echinacea angustifolia (Sonnenhut) in verschiedenen homöopathischen Potenzierungen. Es steht in Tropfenform zur Verfügung und kann auch Kleinkindern problemlos gegeben werden.

Gegen die Entzündung ist Traumeel hilfreich. Viburcol Zäpfchen lindern vor allem bei Säuglingen und Kleinkindern rasch die Beschwerden.

> **Herstellung von Zwiebelsäckchen**
>
> Nehmen Sie zwei Zwiebeln und schneiden Sie sie in kleine Stücke. Die Zwiebelstücke füllen Sie in Leinensäckchen (oder einen Kinderstrumpf) und quetschen sie noch einmal gründlich. Dann legen Sie das Säckchen auf das erkrankte Ohr und befestigen es mit einem warmen Wickel. Den Umschlag können Sie mit einer Mütze oder einem Stirnband fixieren. Das Zwiebelsäckchen sollte zwei bis drei Stunden einwirken.

Viele Mütter schwören auf die schmerzlindernde Wirkung eines Zwiebelsäckchens bei Ohrenschmerzen. Die schwefelhaltigen Bestandteile der Zwiebel wirken entzündungshemmend. Durch Wärme kann die Wirkung noch gesteigert werden.

Wenn Ihr Kind sehr häufig an Mittelohrentzündungen erkrankt, sollten die körpereigenen Selbstheilungskräfte mit Antihomotoxischen Arzneimitteln wie Echinacea compositum und Lymphomyosot angeregt werden (s. S. 32). Zusätzliche Behandlungen, die von einem in der Antihomotoxischen Medizin erfahrenen Arzt vorgenommen werden sollten, haben sich gerade bei chronischen oder häufig wiederkehrenden Mittelohrentzündungen sehr bewährt. Ebenso können Akupunktur und die Behandlung mit einem homöopathischen Konstitutionsmittel, das von einem erfahrenen homöopathischen Arzt gewählt werden

OHREN

sollte, bei Kindern mit chronischen Mittelohrentzündungen oft beeindruckenden Erfolg haben. In wissenschaftlichen Studien wurde nachgewiesen, dass Homöopathika bei der Behandlung von wiederkehrenden Mittelohrentzündungen langfristig effektiver sind als Antibiotika.

Dennoch kann, auch wenn schulmedizinische Methoden bei wiederkehrenden Mittelohrentzündungen häufig an ihre Grenzen stoßen, die Gabe von Antibiotika bei einer akuten Mittelohrentzündung notwendig sein. Nach Aussagen von Experten beträgt die Selbstheilungsrate zwar fast 66 Prozent, trotzdem werden aufgrund der möglichen schweren Komplikationen wie zum Beispiel Hirnhautentzündung (Meningitis) Antibiotika empfohlen. Auch bei einer Antibiotika-Therapie können ergänzend homöopathische Mittel gegeben werden. Durch die gleichzeitige Behandlung mit Antihomotoxischen Arzneimitteln werden auch die Nebenwirkungen der Antibiotika reduziert.

Die anatomischen Verhältnisse ändern sich, wenn das Kind wächst – die Tube streckt sich, die Vergrößerung der Rachenmandel bildet sich zurück. Dadurch werden auch die Voraussetzungen für Entzündungen ungünstiger. Deshalb sollten Sie daran denken, dass auch chronische Mittelohrentzündungen mit zunehmendem Alter der Kinder ausheilen!

AUF EINEN BLICK
Akute Mittelohrentzündung
Allgemeine Maßnahmen
- Zwiebelsäckchen
- Wärme
- bei Rückfällen: Akupunktur

Medikamentöse Maßnahmen
- bei eitriger Mittelohrentzündung: Antibiotika
- Belladonna-Homaccord
- Traumeel
- Viburcol
- Stärkung des Immunsystems: Echinacea compositum, Lymphomyosot
- bei Rückfällen: homöopathisches Konstitutionsmittel

9 Haut

9.1 Salbe und Pflaster parat? – Verletzungen

Kleinere Verletzungen sind besonders bei Klein- und Schulkindern ziemlich häufig. Die Homöopathie bietet ein breites Spektrum an Mitteln, die für die Behandlung der verschiedenen Verletzungsarten geeignet sind und dem betroffenen Kind und den Eltern den Umgang mit der Verletzung erheblich erleichtern.

Denken Sie daran, dass auch sehr kleine Verletzungen Ihrem Kind große Schmerzen bereiten können. Die Erfahrung, bei Schmerzen „gut behandelt" zu werden, kann auch dazu beitragen, dass Ihr Kind lernt, was es selbst tun kann, um Verletzungen und Schmerzen zu mindern.

☞ Das können Sie tun

Das homöopathische Komplexmittel Traumeel ist eine Kombination aus vielen homöopathischen Einzelmitteln, wie zum Beispiel Arnica D2, Calendula D2, Hamamelis D2, Symphytum D8, Bellis perennis D2 und Hypericum D2, die bei verschiedenen Verletzungsarten wirksam sind. Gerade bei kindlichen Verletzungen, die sich nicht immer eindeutig klassifizieren lassen und bei denen rasches Handeln nötig ist, hat der Einsatz dieses Kombinationspräparates viele Vorteile. Prellungen, Blutergüsse, Verstauchungen, Schwellungen und entzündliche Hautveränderungen können

> **AUF EINEN BLICK**
> **Verletzungen**
> **Medikamentöse Maßnahmen**
> - Traumeel Salbe, Tabletten, Tropfen

HAUT

rasch und effektiv mit Traumeel, das als Tropfen, Tabletten und als Salbe zur Verfügung steht, behandelt werden. Da gerade bei Kindern die körpereigenen Selbstheilungskräfte noch sehr gut funktionieren, ist der Effekt dieser Behandlung oft beeindruckend: Wunden heilen komplikationslos; blaue Flecken verschwinden rasch.

Deshalb sollte dieses homöopathische Komplexmittel in einem Haushalt mit Kindern in der Hausapotheke immer vorrätig sein. Die rasche Hilfe kann Ihrem Kind viel Schmerzen und Ihnen Aufregung ersparen.

Auch bei schwereren Verletzungen wie zum Beispiel Knochenbrüchen kann die Heilung durch die Gabe von Traumeel gefördert werden. Durch seine abschwellende Wirkung beschleunigt das Kombinationsmittel auch die Wundheilung nach operativen Eingriffen.

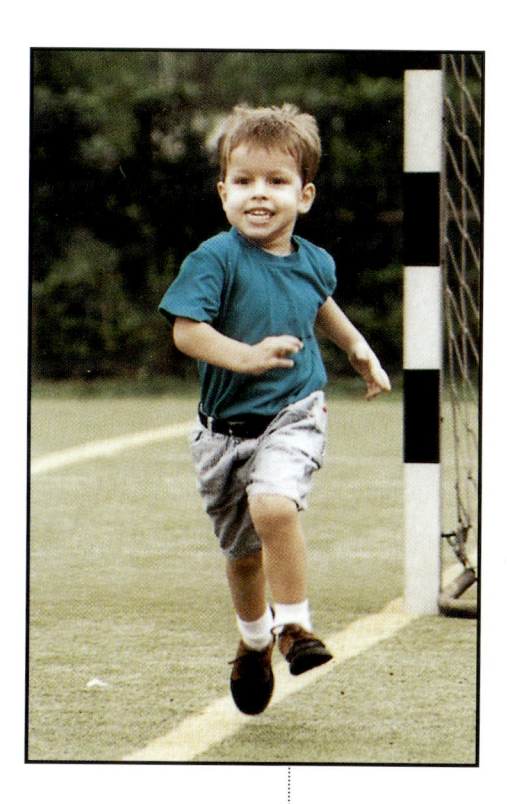

Der natürliche Bewegungsdrang endet oft mit aufgeschürften Knien.

9.2 Sommer, Sonne ... Sonnenbrand

Kinder verbringen dreimal mehr Zeit an der frischen Luft als Erwachsene. Deshalb ist ihre Haut auch einer höheren Sonnenbestrahlung ausgesetzt. 50–80 Prozent der UV-Strahlungsdosis-

HAUT

bekommt ein Mensch in unseren Breiten in den ersten 18 Lebensjahren ab. Da die körpereigenen Schutzmechanismen der Haut, zum Beispiel durch Pigmentbildung, gegen ultraviolette Strahlung bei Kindern noch nicht ausgereift sind, reagieren sie

	Merkmale	Sonnenbrand und Pigmentierung
I	sehr helle Haut rötliche Haare Sommersprossen	immer und schwerer Sonnenbrand, keine Pigmentierung
II	helle Haut blonde oder rötliche Haare	immer Sonnenbrand, dann leichte Pigmentierung
III	helle bis hellbraune Haut dunkelblonde Haare	manchmal Sonnenbrand nach starker Exposition
IV	hellbraune bis olivfarbene Haut dunkelbraune Haare	sehr selten Sonnenbrand, bräunt schnell und tief
V	tiefbraune Haut dunkle Haare	bräunt sehr schnell und tief, Pigmentierung immer vorhanden
VI	sehr dunkle Haut schwarze Haare	niemals Sonnenbrand, starke Pigmentierung immer vorhanden

Hauttypen nach Fitzpatrick

erheblich empfindlicher auf Sonnenlicht als Erwachsene. Deshalb ist der richtige Sonnenschutz in diesem Alter sehr wichtig. Es gilt als gesichert, dass das Risiko für Hautkrebs bei Menschen, die als Kinder häufiger einen Sonnenbrand hatten, deutlich erhöht ist. Ebenso sind sich die Experten einig, dass die Sonnenstrahlung bedingt durch das Ozonloch in vielen Regionen der Welt heute deutlich intensiver ist.

HAUT

Kleinkinder bis zum ersten Lebensjahr sollten sich deshalb so wenig wie möglich im direkten Sonnenlicht aufhalten. Sonnenschutzmittel mit chemischem UV-Filter sollten bei Kindern in diesem Alter noch nicht angewandt werden, da die Aufnahmefähigkeit der Haut für Chemikalien noch sehr hoch ist und schnell Allergien entstehen können.

Auch ältere Kinder sollten sich nach Ansicht der Kinder- und Hautärzte so wenig wie möglich in der direkten Sonne aufhalten. Sogar im Schatten und bei bedecktem Himmel ist die UV-Strahlung intensiv genug, um einen Sonnenbrand zu verursachen.

☞ Das können Sie tun

Sie können selbst dafür sorgen, dass Ihr Kind so gut wie möglich vor Sonnenbrand geschützt ist. Das Beste ist es, möglichst viel Haut durch Kleidung zu bedecken – Stoff, vor allem Baumwolle, bietet einen guten Schutz vor Sonnenstrahlen. Besonders wichtig ist eine Kopfbedeckung, die Kinder in der Sonne immer tragen sollten, um einen Sonnenstich zu vermeiden. Zusätzlich können Sie ihr Kind durch speziell für Kinder hergestellte Sonnenschutzmittel schützen. Bitte beachten Sie, dass ein sehr hoher Sonnenschutzfaktor nicht bedeutet, dass Ihr Kind besonders lange in der Sonne braten darf.

Kleidung ist der beste Sonnenschutz

Wenn trotz aller Vorsichtsmaßnahmen die Haut Ihres Kindes gerötet ist, sollten Sie frühzeitig etwas unternehmen, um weitere Hautschäden zu vermeiden. Kühlung und Salbenbehandlung sind die Mittel der ersten Wahl. In der Apotheke sind rezeptfreie Salben mit so genannten Antihistaminika erhältlich. Diese hemmen die Bildung von Histamin, einem körpereigenen Stoff, der bei Sonnenbrand vermehrt gebildet wird und Hautreizungen hervorruft.

HAUT

> **AUF EINEN BLICK**
> **Sonnenbrand**
> **Allgemeine Maßnahmen**
> - sofortige Kühlung
>
> **Medikamentöse Maßnahmen**
> - lokal:
>   antihistaminikahaltige Salben,
>   Combudoron Gelee
>   Calendula-Salbe-Heel
> - innerlich:
>   Apis mellifica D6–D12,
>   Apis-Homaccord,
>   Causticum compositum,
>   Traumeel

Mit Combudoron Gelee von Weleda, das Arnica und Brennnessel enthält, können die Beschwerden ebenfalls rasch gemildert werden. In der Antihomotoxischen Medizin wird Calendula-Salbe-Heel empfohlen. Da gerade bei Kindern das Wohlbefinden durch einen Sonnenbrand manchmal stark beeinträchtigt ist, kann die Einnahme von homöopathischen Mitteln hilfreich sein. Als homöopathisches Einzelmittel ist Apis mellifica D6–D12 (Globuli) geeignet.

Das homöopathische Kombinationsmittel Apis-Homaccord, ein Antihomotoxisches Arzneimittel für die Behandlung von Sonnenbrand, enthält Apis mellifica in verschiedenen Potenzen sowie Apisinum, Scilla und Tartarus stibiatus, ebenfalls in verschiedenen Potenzen. Bewährt bei Sonnenbrand hat sich auch das homöopathische Kombinationsmittel Causticum compositum. Beide Präparate stehen in Tropfenform zur Verfügung. Da es sich bei einem Sonnenbrand auch um eine Entzündung der Haut handelt, hilft Traumeel, weitere Hautschäden zu verhindern.

9.3 Cool bleiben – Verbrennungen

Verbrennungen so lange kühlen, bis es nicht mehr weh tut!

Verbrennungen, vor allem Verbrühungen gehören zu den häufigsten Unfallarten bei Kindern im Alter zwischen zwei und vier Jahren. Der zunehmende Bewegungsdrang und die wachsende Neugier in diesem Alter spielen dabei eine große Rolle. Die Unfallverhütung durch ausreichende Beaufsichtigung und dem frühzeitigen Erkennen und Entfernen von möglichen Gefahrenquellen ist die wichtigste Maßnahme überhaupt. Kinder in diesem Alter sind oft mobiler und schneller, als Erwachsene erwarten und die gesunde Neugier, die ihnen ermöglicht, ihre Welt zu erkunden, lässt sich – wenn überhaupt – nur sehr schwer durch Ge- oder Verbote bremsen.

Das können Sie tun

Leichtere Verbrennungen und Verbrühungen (Grad I / Hautrötung) sollten so lange mit kaltem Wasser oder Eiswürfeln gekühlt werden, bis die Schmerzen nachlassen. Die rasche Kühlung sorgt für eine Verengung der Blutgefäße im betroffenen Hautareal. Dadurch wird das Anfluten zellschädigender Substanzen, wie zum Beispiel Histamin, verzögert. Zur weiteren Behandlung eignen sich die unter Sonnenbrand genannten Mittel.

Bei allen schwereren Hautschäden oder großflächigen Verbrennungen und Verbrühungen müssen Sie sofort einen Arzt aufsuchen!

> **AUF EINEN BLICK**
> **Verbrennungen**
> ▷ Maßnahmen bei Sonnenbrand (S. 68)
> **Allgemeine Maßnahmen**
> • sofortige Kühlung
> **Medikamentöse Maßnahmen**
> • lokal: antihistaminikahaltige Salben, Combudoron Gelee, Calendula-Salbe-Heel

9.4 Es schwirrt und summt – Insektenstiche

Als klassisches Sofortmittel bei Insektenstichen gilt in der Antihomotoxischen Medizin Apis-Homaccord. Eine mit diesem Mittel getränkte Kompresse lindert rasch die Schmerzen. Das Kombinationsmittel enthält Apis mellifica (Honigbiene), Apisinum (Bienengift), Scilla (Meerzwiebel) und Tartarus

HAUT

Sofortmittel Apis-Homaccord: 5 Tropfen alle 15–30 Minuten

stibiatus (Brechweinstein) in verschiedenen homöopathischen Potenzen. Die Tropfen können auch innerlich als Sofortmaßnahme angewandt werden (5 Tropfen alle 15–30 Minuten). Ebenso hat sich bei Kindern das homöopathische Einzelmittel Apis mellifica (D6–D8) sehr bewährt. Rechtzeitig gegeben, beschleunigen beide Mittel die Heilung besonders bei Wespen- und Bienenstichen und die Kinder haben deutlich weniger Schmerzen und Komplikationen (3-mal täglich 5 Globuli, bis die Schwellung abklingt).

Zur lokalen Behandlung von Insektenstichen stehen neben antihistaminikahaltigen Salben und Gels auch Zubereitungen auf natürlicher Basis zur Verfügung, zum Beispiel Combudoron als Gelee oder Salbe und Calendula-Salbe-Heel. Traumeel Salbe hilft auch bei Insektenstichen hervorragend. Bei Komplikationen wie Entzündungen ist die Einnahme von Traumeel Tabletten oder Tropfen hilfreich.

In der Regel sind Insektenstiche harmlos. Doch es gibt Ausnahmen: Wenn ihr Kind von einer Biene oder einer Wespe in den Mund oder Rachen gestochen wird – was bei einem sommerlichen Picknick schnell passieren kann – müssen Sie sofort den Arzt aufsuchen. Als Soforthilfe sollten Sie ihrem Kind Eis oder einen Eiswürfel zu lutschen geben!

Auch wenn bei Ihrem Kind in Zusammenhang mit einem Insektenstich Symptome wie Unruhe, Benommenheit und Atemnot auftreten, müssen Sie schnellstens zum Arzt. Solche Symptome können auf eine allergische Reaktion hinweisen, die lebensgefährlich sein kann. Wenn bei Ihrem Kind eine solche Allergie vorliegt, sollten Sie sich vom Arzt beraten lassen, wie Sie sich bei einem Notfall verhalten können. Für Wespen- und Bienenstichallergiker gibt es spezielle Notfall-Sets, die der Arzt verschreibt und die die Betroffenen (oder die Eltern) immer bei sich haben sollten.

> **AUF EINEN BLICK**
> **Insektenstiche**
> **Allgemeine Maßnahmen**
> - Stachel entfernen
>
> **Medikamentöse Maßnahmen**
> - lokal:
>   Apis-Homaccord-Kompresse, Combudoron, Calendula-Salbe-Heel, Traumeel
> - innerlich:
>   Apis mellifica D6–D8, Apis-Homaccord, Traumeel

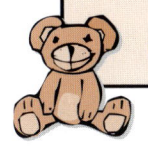

ALLERGIEN

10 Allergien

Vieles deutet darauf hin, dass Allergien häufiger werden. Die häufigsten Formen sind Neurodermitis, Heuschnupfen und Asthma bronchiale. Die Bezeichnung Allergie wurde erst im Jahr 1906 eingeführt und beschreibt die Überempfindlichkeit des menschlichen Körpers gegen körperfremde Stoffe (allos = fremd, ergin = Arbeit). Diese Überempfindlichkeit führt zu einer Überreaktion des Immunsystems gegen verschiedenste Substanzen aus der Umwelt wie zum Beispiel Pollen oder Tierhaare. Diese Substanzen werden als Allergene bezeichnet.

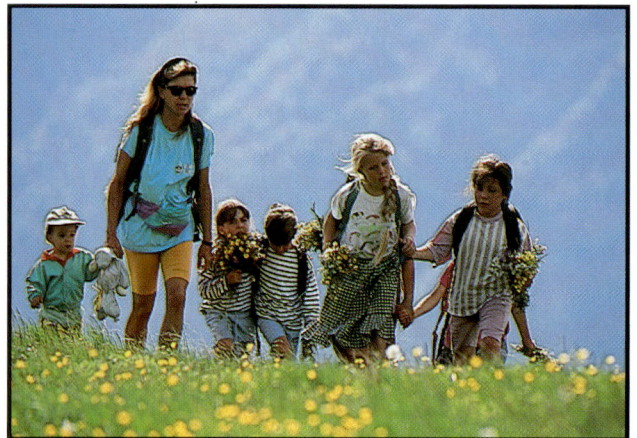

Für allergiegeplagte Kinder kann eine Blumenwiese eine Qual sein.

Die häufigsten Allergene sind:
- Pollen, insbesondere Gräserpollen
- Nahrungsmittel
- Hausstaubmilben
- Schimmelpilze
- Tierhaare oder Federn
- Luftschadstoffe
- Arzneimittel

Bei Kontakt mit diesen Allergenen bildet das körpereigene Immunsystem bestimmte Eiweißstoffe (Immunglobuline), die als

ALLERGIEN

Antikörper bezeichnet werden und die Aufgabe haben, das Allergen zu eliminieren. Liegt eine Allergie vor, reagiert der Körper bei wiederholtem Kontakt mit dem Allergen mit verstärkten Abwehrmaßnahmen, indem er die Produktion der entsprechenden Antikörper unverhältnismäßig stark ankurbelt.

Normalerweise ist es eine wichtige Funktion des Immunsystems, fremde Stoffe (Antigene) wie zum Beispiel Bakterien und Giftstoffe durch Antikörper abzuwehren. Antigen und Antikörper passen zusammen wie Schlüssel und Schloss. Sie bilden einen Komplex, den Antikörper-Antigen-Komplex, wodurch das Antigen unschädlich gemacht wird.

Bei der (allergischen) Reaktion zwischen den zuvor gebildeten Antikörpern und dem Allergen werden körpereigene Gewebehormone wie zum Beispiel Histamin freigesetzt. Diese Gewebehormone rufen an unterschiedlichen Körperstellen allergische Symptome hervor: beim Heuschnupfen an der Nasenschleimhaut, bei allergisch bedingtem Asthma bronchiale an den Bronchien und bei Neurodermitis an der Haut.

Die allergische Reaktion: Finden sich Antigene im Blut **A**, binden Antikörper sich an die Mastzelle **B** und fangen die Antigene ab **C**. Dadurch wird die Mastzelle aktiviert **D** und schüttet Histamin aus **F**.

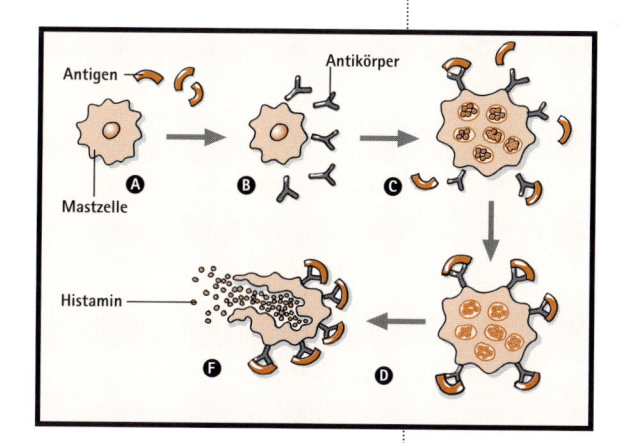

Ursachenforschung

Etwa zehn bis zwölf Prozent der Bevölkerung leiden heute an Allergien und bereits jedes fünfte Schulkind ist nach Angaben der Kinderärzte davon betroffen. Angesichts dieser Häufigkeit beschäftigen sich Wissenschaftler intensiv mit der Frage, wie es dazu kommt, dass das Immunsystem mancher Menschen immer

ALLERGIEN

empfindlicher auf Stoffe aus der Umwelt reagiert. Gesichert ist, dass die Veranlagung für allergische Reaktionen vererbt werden kann: Bei Kindern, deren Mutter an Allergien leidet, ist die Wahrscheinlichkeit für Überempfindlichkeitsreaktionen um 30 Prozent erhöht. Wenn beide Eltern Allergiker sind, steigt die Wahrscheinlichkeit auf 50 Prozent. Allerdings reicht die Veranlagung allein als Erklärung nicht aus, denn einerseits entwickelt die Hälfte dieser Kinder keine Allergie und andererseits erkranken auch Kinder, bei denen in der Familie noch nie Allergien aufgetreten sind.

Vielmehr scheinen mehrere Faktoren bei der Entstehung eine Rolle zu spielen. In den neueren Forschungen wird zunehmend deutlich, dass unser moderner westlicher Lebensstil die Entstehung von Allergien fördert. Mit 32 Prozent ist Großbritannien weltweit der Spitzenreiter, was die Häufigkeit von Allergien betrifft. In Vergleich leiden in Indonesien nur 2 Prozent der Bevölkerung an einer Allergie. Britische Haushalte sind überdurchschnittlich gut mit Teppichböden ausgestattet, einem optimalen Reservoir für Hausstaubmilben, einem wichtigen Auslöser von Überempfindlichkeitsreaktionen. Zudem sind die Briten große Katzenliebhaber und die weite Verbreitung dieser Haustiere fördert die Entstehung von Tierhaar-Allergien.

Zum modernen westlichen Leben gehört auch die zunehmende Belastung der Luft mit Schadstoffen wie Stickstoffoxiden und Schwefeldioxid, die ein erheblicher Reiz für die Atemwege sind und die Entwicklung eines allergischen Asthma bronchiale bei dafür empfänglichen Menschen fördern. Auch besteht offensichtlich ein Zusammenhang zwischen dem sozialen Status und der Häufigkeit von Allergien. Bei Kindern, deren Eltern einer höheren sozialen Schicht angehören und eine bessere Ausbildung haben, scheinen Allergien häufiger zu sein. Hingegen scheinen zahlreiche Geschwister vor Allergien zu schützen. Häufige Infektionen spielen auch eine positive Rolle: Bei Kindern, die in Kindertagesstätten schon früh mit vielen Infektionserregern in Berührung kommen, werden seltener Allergien beobachtet. Auch das Immunsystem von Kindern, die auf einem Bauernhof aufwachsen, scheint nicht so schnell überempfindlich zu reagieren. Aufgrund dieser Zusammenhänge liegt der Schluss nahe, dass die zunehmende Zivilisation und die verbesserten hygienischen Bedingungen für die Zunahme der Allergien eine wichtige Rolle spielen.

Um gegen Allergien gewappnet zu sein, braucht das Immunsystem Training

Dieser Ausflug in die derzeitigen Forschungsaktivitäten sollte Ihnen zeigen, wie viele Faktoren bei der Entstehung von Allergien eine Rolle spielen können, aber nicht müssen. Bei der Behandlung allergisch bedingter Beschwerden sollten Sie deshalb diese Vielfalt im Auge behalten und als eine Chance für eine ganzheitliche Sicht und Behandlung der Allergie nutzen.

Wie Infekte und Allergien zusammenhängen

Der bereits beschriebene und in wissenschaftlichen Studien immer wieder belegte Zusammenhang zwischen der Abnahme von Infektionskrankheiten bei Kindern beziehungsweise der Unterdrückung der Symptome durch Medikamente einerseits und dem Auftreten von Allergien andererseits kann anhand der von Reckeweg begründeten Sechs-Phasen-Tabelle erklärt werden: Kann der Körper Schadstoffe (Homotoxine) nicht auf natürlichem Weg – beispielsweise durch Fieber – ausscheiden (Phasen 1 und 2), beginnen diese sich im Bindegewebe abzulagern (Phase 3). Bei entsprechender Dauer kommt es dann zu einer Schädigung der Zellen (4. Phase).

Nach Reckeweg sind Asthma bronchiale und Neurodermitis Erkrankungen der Imprägnationsphase (4. Phase). In dieser Phase

ALLERGIEN

Auf dem Land sind Allergien seltener.

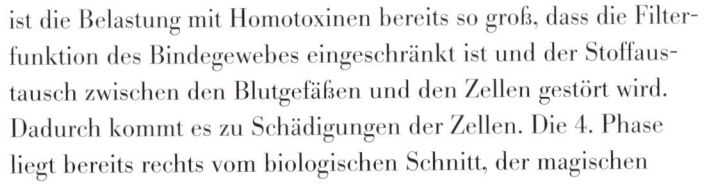

ist die Belastung mit Homotoxinen bereits so groß, dass die Filterfunktion des Bindegewebes eingeschränkt ist und der Stoffaustausch zwischen den Blutgefäßen und den Zellen gestört wird. Dadurch kommt es zu Schädigungen der Zellen. Die 4. Phase liegt bereits rechts vom biologischen Schnitt, der magischen Grenze für die Aktivierung der Selbstheilungskräfte des Körpers.

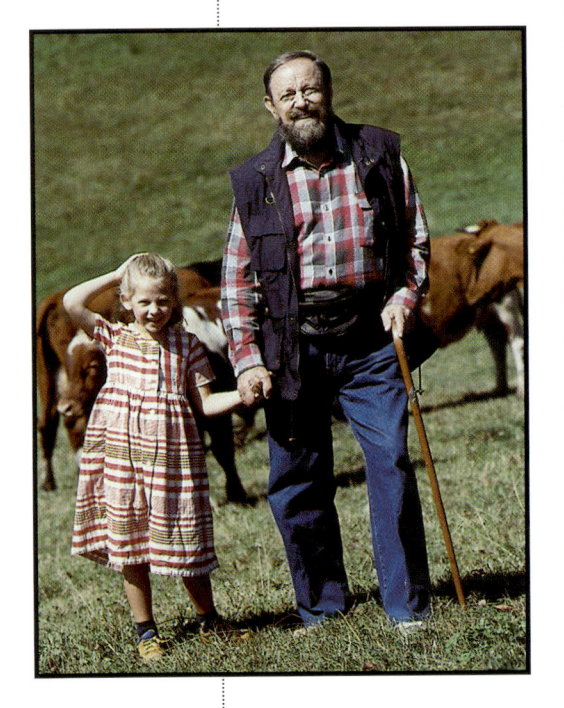

Nach dem Verständnis der Antihomotoxischen Medizin von Krankheit als einem dynamischen Prozess können diese Veränderungen durch entsprechende Behandlung auch rückgängig gemacht – also geheilt – werden. Dies trifft besonders auf Kinder zu, deren Selbstheilungskräfte auch bei Erkrankungen wie Neurodermitis und Asthma bronchiale wieder angeregt werden können.

Ziel der Antihomotoxischen Behandlung ist es daher, durch entsprechende Maßnahmen eine regressive Vikariation, also eine Verschiebung nach links vom biologischen Schnitt zu erreichen und so die Fähigkeiten des Körpers zur Selbstregulation wieder zu aktivieren. Gleichzeitig soll eine progressive Vikariation, also eine Verschlimmerung der Erkrankung verhindert werden.

ALLERGIEN

Trainingstipps für das Immunsystem
Bei Kindern, die mindestens vier bis sechs Monate gestillt werden, sind deutlich seltener Allergien zu beobachten. Die Ernährung mit Muttermilch hat in dieser Lebensphase, in der das Immunsystem noch nicht vollständig ausgebildet ist, offensichtlich einen günstigen Effekt. Bei einer erblichen Disposition zu Allergien kann das Risiko zusätzlich dadurch vermindert werden, dass die Mutter während der Stillphase bestimmte Nahrungsmittel wie zum Beispiel Eier, Milch, Soja und Erdnüsse vom Speiseplan streicht.

Die oben beschriebenen Risikofaktoren lassen darauf schließen, dass auch bei älteren Kindern durch eine entsprechende Lebensweise die Entstehung von Allergien verhindert werden kann. Alle Maßnahmen, die die gesunde Entwicklung des kindlichen Immunsystems unterstützen, wirken offensichtlich vorbeugend.

Bei erblicher Disposition ist Vorbeugung wichtig

Diesen wichtigen Aspekt sollten Sie unbedingt im Auge behalten, wenn in Ihrer Familie Allergien relativ häufig sind. Während in der konventionellen Medizin das Konzept von Allergie als lebenslänglichem Zustand vorherrscht, gehen die meisten Ärzte mit ganzheitlichem Ansatz davon aus, dass auch Allergien heilbar sind. Besonders bei Kindern sind die Aussichten auf Heilung durch entsprechende Maßnahmen, die die körpereigenen Selbstheilungskräfte anregen, ausgesprochen gut.

☞ Das können Sie tun

Der Ansatz der konventionellen Medizin bei der Behandlung von Allergien konzentriert sich im wesentlichen darauf, die allergischen Symptome durch Medikamente zu beseitigen. Dies gelingt durch Arzneimittel wie zum Beispiel Antihistaminika, die die

ALLERGIEN

Histaminfreisetzung bei allergischen Reaktionen unterdrücken. In manchen Fällen wie zum Beispiel bei Asthma kann der Einsatz synthetischer Arzneimittel lebensrettend sein. Auch wenn diese Medikamente ihre Berechtigung haben, steht die Beseitigung der Symptome dabei im Vordergrund, während die Ursachen für die überempfindliche Reaktion des Immunsystems bestehen bleiben. Auch können die Nebenwirkungen wie zum Beispiel Müdigkeit bei Antihistaminika-Gabe gerade bei Kindern unangenehm sein.

Eine weitere Behandlungsmethode ist die Hypo- oder Desensibilisierung, bei der durch schrittweise Gaben des bekannten Allergens in zunächst niedrigen, sich dann allmählich steigernden Konzentrationen (bei Kindern sind es meist Lösungen zum Schlucken) die Überempfindlichkeit gegen dieses Allergen vermindert werden soll. Diese Methode ist nicht risikolos, da die Gefahr eines lebensbedrohlichen Schocks besteht. Deshalb sollte die Behandlung nur von sehr erfahrenen Fachleuten durchgeführt werden!

Bis heute ist nicht vollständig geklärt, worauf die Wirkung der Hyposensibilisierung beruht. Allerdings ist in vielen Fällen zu beobachten, dass auch nach dieser Behandlung neue allergische Reaktionen auf andere Substanzen aus der Umwelt auftreten können. Das Immunsystem reagiert also unverändert empfindlich, nur der Auslöser hat gewechselt.

Daher kann bei allen Allergien der Einsatz natürlicher Heilmethoden als Vorbeugung oder zusätzlich zu den konventionellen Verfahren im Sinne des „sowohl als auch" sehr sinnvoll sein. Gerade Kinder sprechen auf diese Maßnahmen sehr gut an. Darüber hinaus ist eine gesunde, gemüsereiche Ernährung, viel Bewegung an der frischen Luft und ein zurückhaltender

ALLERGIEN

Umgang mit Antibiotika und fiebersenkenden Mitteln bei banalen Infekten wichtig. Natürlich sollte – soweit möglich – der Kontakt mit dem Allergen gemieden werden.

Mögliche Therapieformen für die Behandlung von Allergien:
- Phytotherapie
- Hydrotherapie
- Klimatherapie
- Akupunktur
- Homöopathie
- Antihomotoxische Medizin

Es gibt eine Reihe naturheilkundlicher Verfahren, die sich in der Praxis bewährt haben. Für die Behandlung der Allergie Ihres Kindes sollten Sie sich unbedingt einen auf dem jeweiligen Fachgebiet sehr erfahrenen Arzt suchen. Bei einer homöopathischen Behandlung kann die Gabe des passenden Konstitutionsmittels gerade bei Kindern zu erstaunlichen Erfolgen führen.

10.1 Die Auslöser können zahlreich sein – Neurodermitis

Mit Wolle und Synthetikstoffen tun Sie Ihrem Kind bei Neurodermitis keinen Gefallen.

Als Neurodermitis (Juckflechte), atopisches Ekzem oder atopische Dermatitis werden entzündliche Veränderungen der Haut bezeichnet, die mit einem sehr quälenden Juckreiz einhergehen. Die Haut und Schleimhäute der betroffenen Kinder reagieren sehr sensibel auf Irritationen. Reizungen der Haut durch Seife, Wolle, Synthetikstoffe, Schwitzen, bestimmte Nahrungsmittel wie Zitrusfrüchte, Infektionen und auch emotionale Belastungen können zu einer Verschlimmerung der Symptome

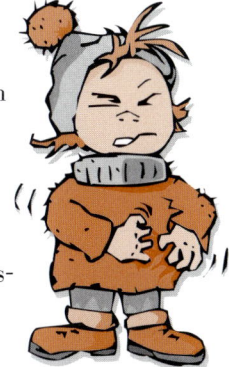

ALLERGIEN

Zu einer gesunden Lebensweise gehört eine ausgewogene Ernährung.

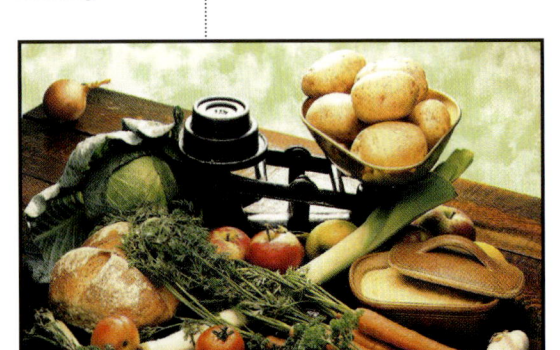

beitragen. Gerade weil die Suche nach dem Auslöser schwierig ist, macht eine ganzheitliche Behandlung bei Kindern mit Neurodermitis viel Sinn. Die Überempfindlichkeit der Haut und Schleimhaut beruht bei diesen Kindern auf einer veränderten Reaktionsbereitschaft des Immunsystems (Atopie). Der Kontakt mit bestimmten Stoffen aus der Umwelt (Allergenen) wie mit Blütenpollen, Hausstaubmilben, Tierhaaren oder Nahrungsmitteln kann allergische Reaktionen hervorrufen, in deren Folge entzündliche Hautveränderungen auftreten.

Die Häufigkeit der Neurodermitis hat nach Angaben der Kinderärzte in den vergangenen 20 Jahren erheblich zugenommen: Jedes zehnte Kind soll davon betroffen sein. Beim Säugling treten die Hautveränderungen vor allem im Gesicht, an Kopf und Hals auf. Bei älteren Kindern sind vor allem die Ellenbogenbeugen und Kniekehlen betroffen.

Kinderhaut ist sehr sensibel und kann auf vielerlei Einwirkungen aus der Umwelt empfindlich reagieren. Deshalb sollten bei der Pflege der Kinderhaut nur allergen- und parfümfreie Präparate eingesetzt werden. Doch nicht jeder Hautausschlag ist gleich eine Neurodermitis und die Diagnose sollte immer von einem erfahrenen Arzt gestellt werden, der dann auch die entsprechende Therapie durchführt.

ALLERGIEN

👉 **Das können Sie tun**

Mit den ganzheitlichen Konzepten naturheilkundlich arbeitender Ärzte bestehen sehr gute Möglichkeiten – gerade bei Kindern – eine Neurodermitis auszuheilen. Durch die Sanierung des Darmes wird die Darmflora wieder fit gemacht. Dadurch werden Stoffwechselstörungen beseitigt, was sich positiv auf das Immunsystem auswirkt.

In der Antihomotoxischen Medizin stehen auch zahlreiche Mittel für die Behandlung der Neurodermitis zur Verfügung. Ubichinon compositum, Coenzyme compositum und Hautfunktionstropfen fördern die Ausleitung von Schadstoffen.

Sulfur comp.-Heel, Traumeel und Graphites-Homaccord unterstützen die Regeneration der Haut- und Schleimhautzellen. Gegen den Juckreiz haben sich homöopathische Mittel wie Kreosotum (Buchenholzteer-Kreosot) in den Potenzen D3–D6 und Dolichos pruriens (Juckbohne) D3–D6 bewährt.

Die äußerliche Behandlung mit Salben und Lotionen kann auch unter psychologischen Aspekten gerade bei Kindern hilfreich sein. Gut geeignet für trockene und empfindliche Haut sind Harnstoffpräparate wie Ureata Harnstoffsalbe, die auch den Juckreiz stillen. Auch Salben mit Calendula (Ringelblume) wie zum Beispiel Calendula-Salbe-Heel oder FideSan haben sich bewährt.

AUF EINEN BLICK

Neurodermitis

Allgemeine Maßnahmen
- Darmsanierung

Medikamentöse Maßnahmen
- lokal:
  Calendula-Salbe-Heel,
  Ureata Harnstoffsalbe,
  FideSan
- innerlich:
  Ubichinon compositum,
  Coenzyme compositum,
  Hautfunktionstropfen,
  Sulfur comp.-Heel,
  Traumeel,
  Graphites-Homaccord
- homöopathisches Konstitutionsmittel
- gegen Juckreiz:
  Dolichos pruriens D3–D6,
  Kreosotum D3–D6

ALLERGIEN

10.2 Nicht den Sommer vermiesen lassen – Heuschnupfen

Alles fließt – bei Heuschnupfen (Rhinitis allergica) sehr zum Leidwesen der Betroffenen. Tränen, Niesen, Schnupfen sind Symptome, die zeigen, wie sich der Körper bemüht, Schadstoffe wie Allergene auszuscheiden. Ziel einer ganzheitlichen Therapie ist es auch hier, die Entgiftung des Organismus zu fördern, das Immunsystem zu stärken und die Symptome zu mildern. Gerade bei Kindern mit Heuschnupfen lohnt sich der Einsatz von natürlichen Mitteln, da sie durch die Beschwerden sehr geplagt werden. Gleichzeitig helfen ganzheitliche Methoden dabei, ein Fortschreiten der Allergie, zum Beispiel die Entwicklung eines Asthma bronchiale, zu verhindern.

> **AUF EINEN BLICK**
> **Heuschnupfen**
> ▷ Maßnahmen bei Schnupfen (S. 35)
> **Allgemeine Maßnahmen**
> • Luffeel comp. Heuschnupfenspray oder Tabletten
> • gegen Bindehautreizung: Oculoheel

☞ **Das können Sie tun**

Zur Behandlung des allergischen Schnupfens ist besonders Luffeel Heuschnupfenspray geeignet. Es enthält die homöopathischen Einzelmittel Luffa operculata (Luffaschwamm), Galphimia glauca, Sulfur und Histaminum in verschiedenen Potenzen, die alle bei Allergien eingesetzt werden. Zum Einnehmen gibt es Luffeel comp. Tabletten. Die im Kapitel über Schnupfen aufgeführten Mittel können alle auch bei Heuschnupfen eingesetzt werden. Zur Behandlung der allergischen Augensymptome kann die Einnahme von Oculoheel sehr hilfreich sein.

10.3 Wenn das Atmen schwer fällt – Asthma bronchiale

Beim Asthma bronchiale besteht eine Überempfindlichkeit der Schleimhaut der Bronchien. Durch allergische Reaktionen, Infektionen mit Viren oder Bakterien sowie durch Luftschadstoffe (z.B. Zigarettenrauch) entwickelt sich eine Entzündung der Schleimhaut. Die Bronchialschleimhaut schwillt an und die Bronchialmuskulatur zieht sich zusammen. Als Folge davon verengen sich die Bronchien und es kommt zu dem bei Asthma typischen Reizhusten mit Atemnot. Besonders das Ausatmen fällt schwer, wodurch das charakteristische pfeifende Atemgeräusch entsteht. Husten und Atemnot treten besonders bei körperlicher Anstrengung auf. Nach Schätzungen von Experten leidet heute jedes zehnte Schulkind an Asthma, meist ohne es zu wissen.

Bei Verdacht auf Asthma sollten Sie einen Arzt aufsuchen. Diagnose und Therapie gehören in die Hand eines erfahrenen Experten.

> **AUF EINEN BLICK**
> **Asthma bronchiale**
> ▷ Maßnahmen bei Husten (S. 44)
> ▷ Maßnahmen bei Infektanfälligkeit (S. 33)
> **Allgemeine Maßnahmen**
> • spezielle Schulungen für Kinder

👉 Das können Sie tun

Ein ganzheitlicher Ansatz ist auch bei Kindern mit Asthma sinnvoll. Bei leichteren Beschwerden und als ergänzende Maßnahmen zur konventionellen Therapie können die im Kapitel über Husten genannten Arzneimittel angewendet werden.

Bei der Therapie des kindlichen Asthma bronchiale entsteht zur Zeit viel Neues. Durch spezielle Schulungen lernen die Kinder trotz der Beschwerden und der Medikamente ein normales Leben mit sportlichen Aktivitäten zu führen.

11 „Klassische" Kinderkrankheiten

Auch wenn die meisten der als „klassische" Kinderkrankheiten bezeichneten Infektionen durch die Schutzimpfungen immer mehr aus dem Alltag verschwinden, sollen sie in diesem Ratgeber vorgestellt werden. Das Wissen um die Möglichkeiten der natürlichen Behandlung ist auch bei diesen Kinderkrankheiten eine Bereicherung. Durch die Anregung der körpereigenen Selbstregulationskräfte können viele der für die Kinder unangenehmen Beschwerden gemildert und abgekürzt werden.

Auf jeden Fall zum Arzt

Aufgrund der bei diesen Infektionen möglichen Komplikationen sollte das Kind jedoch immer von einem Arzt untersucht und behandelt werden.

Als natürliche Behandlungsmaßnahmen für Allgemeinsymptome wie Fieber und Abgeschlagenheit können die im Kapitel 3 (s. S. 30) beschriebenen Mittel eingesetzt werden. Zusätzliche, auf die typischen Symptome der jeweiligen Erkrankung abgestimmte Behandlungsmöglichkeiten werden in diesem Kapitel aufgeführt.

Bei allen hier beschriebenen Kinderkrankheiten spielt die Rekonvaleszenz eine wichtige Rolle. In dieser Phase kann die Genesung durch spezielle Maßnahmen zur Stärkung der Abwehr gefördert werden (Kapitel 3).

KLASSISCHE KINDERKRANKHEITEN

11.1 In Windeseile von Kind zu Kind – Windpocken

Windpocken sind eine sehr ansteckende Infektionskrankheit – daher auch der Name: sie verbreiten sich in Windeseile und über größere Entfernungen. Die Übertragung der Krankheitserreger – den Varizellen-Zoster-Viren – erfolgt durch Tröpfchen (Tröpfcheninfektion) des Sekrets aus der Nase, des Rachens und der Bindehaut. Etwa 14–21 Tage nach Kontakt mit dem Erreger tritt der für Windpocken typische Hautausschlag auf.

Zunächst entwickeln sich sehr stark juckende, kleine Wasserbläschen (bis zu Linsengröße) mit einem roten Hof. Die Bläschen trocknen nach und nach ein und heilen unter Krustenbildung in der Regel ohne Narben ab. Da der Hautausschlag meist in drei bis vier Schüben verläuft, treten immer wieder neue Bläschen auf, während andere bereits abheilen, wodurch ein buntes Hautbild entsteht (Bild einer Sternenkarte). Die Bläschen befallen am dichtesten zunächst den Rumpf und das Gesicht, dann die Extremitäten. Auch vor der behaarten Kopfhaut und den Schleimhäuten macht der stark juckende Ausschlag nicht halt, wodurch das Befinden der Kinder sehr beeinträchtigt wird. Normalerweise heilt der Ausschlag innerhalb einer Woche ab.

Der Hautausschlag befällt zunächst Rumpf und Gesicht und wandert dann in Richtung Arme und Beine.

Bereits vor dem Auftreten des Hautausschlags entwickeln sich bei den infizierten Kindern typische Symptome wie Fieber und Unwohlsein. Normalerweise besteht nach der Erkrankung eine lebenslange Immunität gegen das Varizellen-Zoster-Virus. Das Virus lebt aber in bestimmten Nervenzellen im Körper weiter, ohne Symptome zu verursachen, solange die Abwehr gut funk-

KLASSISCHE KINDERKRANKHEITEN

tioniert. Bei einer Schwächung des Immunsystems kann – meist im Erwachsenenalter und in sehr seltenen Fällen auch bei Kindern – das Virus wieder aktiv werden und eine Gürtelrose (Herpes zoster) hervorrufen.

👉 Das können Sie tun

Der Juckreiz kann die Kinder erheblich quälen und sie brauchen viel Verständnis, Geduld und auch Ablenkung.

Bei der Behandlung des Juckreizes hat sich das homöopathische Einzelmittel Dolichos pruriens (Juckbohne) bewährt. In einer niedrigen Potenz (D2–D4) kann es bei Bedarf mehrmals täglich gegeben werden. Gut geeignet für die Behandlung des Hautausschlages ist das Antihomotoxische Arzneimittel Apis-Homaccord, das unter anderem Apis mellifica (Honigbiene) und Apisinum (Bienengift) in verschiedenen Potenzen enthält. Es wirkt entzündungshemmend und abschwellend.

Für die lokale Behandlung des Hautausschlags stehen viele Puder, Lotionen und Cremes zur Verfügung. Gegen die Entzündung hilft Traumeel. Antihistaminikahaltige Salben können den Juckreiz mildern. Entzündungen der Haut durch Kratzen können durch Einpudern mit Wecesin-Puder (Weleda) vorgebeugt werden. Auch Zink-Schüttelmixturen hemmen den Juckreiz und wirken entzündungshemmend.

AUF EINEN BLICK

Windpocken

Medikamentöse Maßnahmen
- lokal:
  antihistaminikahaltige Salben, Wecesin-Puder, Zink-Schüttelmixturen
- innerlich:
  Dolichos pruriens D2–D4 (juckreizstillend)
  Traumeel (entzündungshemmend)
  Apis-Homaccord (abschwellend)

KLASSISCHE KINDERKRANKHEITEN

11.2 Nur für Schwangere gefährlich – Röteln

Auch Röteln werden durch eine Infektion mit Viren verursacht. Die Ansteckung erfolgt ebenfalls durch Tröpfchen. Die Inkubationszeit kann 14–23 Tage betragen. In der Regel ist der Krankheitsverlauf leicht und nicht alle Infizierten entwickeln Symptome. Ein Hautausschlag tritt sogar nur bei jedem zweiten Infizierten auf. Er beginnt mit runden bis ovalen, roten Flecken im Gesicht und wandert über den Rumpf zuletzt zu den Extremitäten. Nach drei bis vier Tagen ist er meistens wieder verschwunden. Typisch für eine Rötelninfektion sind die vergrößerten und schmerzhaften Lymphknoten am Hals und vor allem am Nacken. In den meisten Fällen sind die Allgemeinsymptome bei Röteln nicht sehr ausgeprägt und auch das Fieber, wenn es überhaupt auftritt, ist nicht sehr hoch.

Der Ausschlag beginnt im Gesicht

Gefährlich werden kann eine Rötelninfektion für schwangere Frauen, besonders in den ersten drei Monaten der Schwangerschaft. Das Kind im Mutterleib kann durch den Virus erheblich geschädigt werden. Aus diesem Grund wird heute die Impfung gegen Röteln empfohlen, um sicherzustellen, dass alle Frauen, die schwanger werden wollen, durch Antikörper gegen das Rötelnvirus vor einer Infektion geschützt sind.

> **AUF EINEN BLICK**
> **Röteln**
> ▷ Maßnahmen bei Fieber (S. 31)
> **Medikamentöse Maßnahmen**
> - Stärkung des Immunsystems: Echinacea compositum
> - gegen Viren: Engystol

👉 Das können Sie tun

Eine spezielle Therapie ist bei Röteln nicht erforderlich. Bei Fieber können die im Kapitel 3 genannten Maßnahmen ange-

KLASSISCHE KINDERKRANKHEITEN

wendet werden. Außerdem sind Mittel zur Steigerung der körpereigenen Abwehr wie Echinacea compositum oder Engystol hilfreich.

11.3 Gefleckt von Kopf bis Fuß – Masern

Etwa 10–14 Tage nach der Infektion mit dem Masernvirus beginnt die Erkrankung mit grippeähnlichen Symptomen. Fieber, Unwohlsein, Entzündungen der Bindehaut, Husten und Schnupfen treten vor dem Ausschlag auf. Die Kinder fühlen sich häufig sehr krank. Charakteristisch bei Masern sind die Koplik-Flecken, die allerdings schnell verschwinden und deshalb nicht immer rechtzeitig gesehen werden. Dabei handelt es sich um weißliche, sandkorngroße Flecken der Mundschleimhaut mit rotem Hof, die meist im Bereich der Wangen auftreten.

Masern sind anstrengend – geben Sie Ihrem Kind ausreichend Zeit für die Genesung.

Der für Masern typische Ausschlag beginnt hinter den Ohren und breitet sich dann über Gesicht, Rumpf, Arme und Beine aus. Die roten Flecken fließen ineinander und werden dunkler, bevor sie sich wieder zurückbilden. Oft dauert der Hautausschlag länger als eine Woche.

Der Ausschlag beginnt hinter den Ohren

Ein starker Hautauschlag deutet auf eine gute Abwehrlage des Körpers hin, da die Ausscheidung der Erreger über die Haut gelingt. Bei einer Maserninfektion mit nur schwachem Ausschlag ist der Krankheitsverlauf meist deutlich schwerer und es kommt häufiger zu Komplikationen. Die Komplikationen bei Masern sind vielfältig und können sehr schwer sein. Deshalb wird die Impfung gegen Masern von der ständigen Impfkommission

KLASSISCHE KINDERKRANKHEITEN

(Stiko) empfohlen (Kapitel 12). Komplikationen können vor allem die Lunge und das Zentralnervensystem (ZNS) betreffen.

Ansteckungsgefahr besteht etwa vier Tage vor Ausbruch des Ausschlages und ist erst mit Abklingen des Ausschlags vorbei.

Bei Masern zum Arzt!

☞ **Das können Sie tun**

Aufgrund der Gefahr von Komplikationen sollten Kinder mit Masern immer von einem Arzt behandelt werden.

Die für die Kinder sehr unangenehmen Symptome können ergänzend durch natürliche Heilmittel gemildert werden. Durch Antihomotoxische Arzneimittel wie Belladonna-Homaccord, Viburcol und Engystol können die Selbstregulationskräfte angeregt und Symptome gemildert werden. Bryaconeel und Tartephedreel helfen bei Symptomen der Atemwege und Oculoheel kann bei den für die Kinder sehr schmerzhaften Symptomen der Bindehautentzündung wie Lichtempfindlichkeit sehr hilfreich sein. Auch homöopathische Augentropfen wie Chelidonium comp. Augentropfen von Wala bringen Linderung. Bei starken Augenbeschwerden hilft auch das homöopathische Einzelmittel Euphrasia D6. Kindern, die durch die Krankheit seelisch sehr beeinträchtigt sind und viel weinen, hilft Pulsatilla D6–D12.

Bei Masern dauert die Rekonvaleszenz in der Regel sehr lang. Nach einer Infektion ist das Immunsystem immer geschwächt

> **AUF EINEN BLICK**
> **Masern**
> **Medikamentöse Maßnahmen**
> - fiebersenkend: Belladonna-Homaccord
> - fiebersenkend, beruhigend: Viburcol
> - gegen Viren: Engystol
> - beruhigend: Pulsatilla D6–D12
> - bei Atemwegsbeschwerden: Bryaconeel, Tartephedreel
> - bei Bindehautentzündung: Oculoheel, Euphrasia D6, Chelidonium comp. Augentropfen (Wala)

KLASSISCHE KINDERKRANKHEITEN

und es besteht die Gefahr von Zweiterkrankungen. Deshalb sind die in Kapitel 3 bei Infektanfälligkeit (s. S. 32) beschriebenen Maßnahmen hier von besonderer Bedeutung.

11.4 Wider den Ziegenpeter – Mumps

Kopf-, Hals- und Ohrenschmerzen sind die typischen Symptome dieser Virusinfektion. Mumps kommt vom englischen „mump", Fratzen schneiden, denn Kinder mit Ziegenpeter entwickeln charakteristische Hamsterbacken. Diese werden durch eine extreme Schwellung der Ohrspeicheldrüse verursacht. Auch die anderen Speicheldrüsen sind betroffen und Kauen und Schlucken kann für die Kinder erheblich erschwert sein. Die Inkubationszeit beträgt 18–21 Tage. Das Fieber ist eher mäßig und dauert im Normalfall nicht länger als drei bis vier Tage. In der Regel klingt die Schwellung der Ohrspeicheldrüse nach vier bis acht Tagen ab; dann ist auch die Ansteckungsgefahr vorüber.

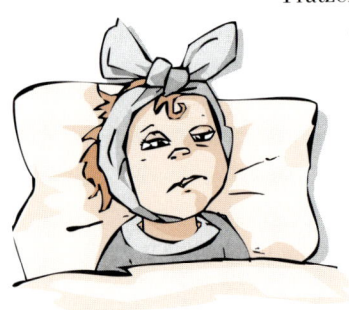

Eine feucht-warme Kompresse auf die Hamsterbacke lindert die Schmerzen.

Bei Mumps kann die Bauchspeicheldrüse betroffen sein. Bei Jungen stellt die Entzündung der Hoden eine sehr schmerzhafte Komplikation dar, die sogar zur Unfruchtbarkeit führen kann. Außerdem besteht bei einer Infektion mit Mumpsviren das Risiko einer Hirnhautentzündung (Meningitis).

Die Impfung gegen Mumps wird heute in Kombination mit Masern und Röteln vorgenommen (MMR-Impfstoff). Sie bietet keinen hundertprozentigen Schutz gegen die Infektion. Etwa zehn Prozent der geimpften Kinder entwickeln keinen ausrei-

KLASSISCHE KINDERKRANKHEITEN

chenden Antikörper-Schutz, so dass die Erkrankung auch bei geimpften Kindern auftreten kann.

Auch bei Mumps müssen die Kinder aufgrund der möglichen Komplikationen von einem Arzt behandelt werden.

👉 Das können Sie tun

Kinder mit Mumps gehören ins Bett. Die Kinder brauchen viel Ruhe und Schlaf. Auf eine leichte, fettarme Kost möglichst in Breiform ist zu achten. Lokale Wärmeanwendungen, zum Beispiel feucht-warme Kompressen wirken schmerzlindernd.

Die in Kapitel 3 bei Fieber beschriebenen Maßnahmen sind auch bei Mumps hilfreich.

> **AUF EINEN BLICK**
> **Mumps**
> ▷ Maßnahmen bei Fieber (S. 31)
> **Allgemeine Maßnahmen**
> - leichte, fettarme Kost in Breiform
> - feucht-warme Kompressen

11.5 Auf zum Arzt! – Scharlach

Scharlach wird durch eine Infektion mit Streptokokken (Kugelbakterien) verursacht. Die Krankheit ist sehr ansteckend und die Inkubationszeit beträgt nur zwei bis vier Tage. Typisch ist der plötzliche Beginn mit hohem Fieber (bis zu 40°C), starken Halsschmerzen, Erbrechen und schwerem Krankheitsgefühl. Die Mandeln sind hochrot geschwollen.

Kinder mit diesen Symptomen müssen von einem Arzt untersucht werden. Bei einer Infektion mit Streptokokken ist eine Behandlung mit Antibiotika notwendig. Dadurch können Komplikationen wie rheumatisches Fieber vermieden werden.

KLASSISCHE KINDERKRANKHEITEN

Der für Scharlach typische Hautausschlag kommt heute durch die Behandlung mit Antibiotika selten zum Ausbruch. Weitere typische Krankheitszeichen bei Scharlach sind eine stark gerötete, raue Zunge und ein blasses Munddreieck.

Bereits fünf Tage nach Einnahme des Antibiotikums besteht keine Ansteckungsgefahr mehr. Ohne Antibiotikabehandlung bleibt die Ansteckungsgefahr möglicherweise wochenlang bestehen.

> **AUF EINEN BLICK**
> **Scharlach**
> ▷ Maßnahmen bei Fieber (S. 31)
> ▷ Maßnahmen bei Kopfschmerzen (S. 109)
> ▷ Maßnahmen bei Halsschmerzen (S. 40)
> ▷ Maßnahmen bei Infektanfälligkeit (S. 33)
> **Medikamentöse Maßnahmen**
> • Antibiotika, gleichzeitig Lymphomyosot

Das können Sie tun

Für die Behandlung der Symptome wie Fieber, Hals- und Kopfschmerzen wird auf die entsprechenden Kapitel verwiesen. Die Gabe von Lymphomyosot kann helfen, die Nebenwirkungen des Antibiotikums abzuschwächen. Nach einer Therapie mit Antibiotika sind auch Maßnahmen zur Stärkung des Immunsystems sinnvoll.

11.6 Ein neuer Impfstoff steht bereit – Keuchhusten

Keuchhusten (Pertussis) ist eine sehr ansteckende bakterielle Infektionskrankheit, die durch Tröpfcheninfektion übertragen wird. In den vergangenen Jahrzehnten ist die Häufigkeit von Keuchhusten – bedingt durch die Schutzimpfung und dem allgemein verbesserten Gesundheits- und Ernährungszustand der Kinder – stark zurückgegangen. In den ärmeren Ländern ist

KLASSISCHE KINDERKRANKHEITEN

Keuchhusten jedoch noch immer eine der häufigsten Infektionskrankheiten mit vielen Todesfällen.

Die Inkubationszeit beträgt 7–14 Tage. Die Erkrankung ist langwierig (sechs bis neun Wochen und länger) und verläuft in drei Stadien:

1. Stadium (ein bis zwei Wochen): Zunächst treten nur Erkältungssymptome und mäßiges Fieber auf. In diesem Stadium ist die Ansteckungsgefahr am größten.

2. Stadium (drei bis acht Wochen): Erst jetzt treten die für Keuchhusten typischen, krampfartigen Hustenanfälle (Stakkatohusten) auf, zwischen denen die Kinder keuchend einatmen, häufig gefolgt von Erbrechen von Schleim.

3. Stadium (fünf bis zwölf Wochen und länger): Die Hustenanfälle werden seltener, können aber vor allem bei körperlicher und seelischer Belastung immer wieder einmal auftreten.

Dieses hier beschriebene Vollbild des Keuchhustens ist heute eher selten.

Bei Verdacht auf Keuchhusten muss sofort ein Arzt konsultiert werden. Durch eine rechtzeitige Behandlung mit Antibiotika im 1. Stadium verläuft die Erkrankung deutlich leichter. Auch die Ansteckungsgefahr lässt bei einer Antibiotikabehandlung schneller nach.

Bei Keuchhusten sofort zum Arzt

Keuchhusten ist besonders gefährlich für Säuglinge, die jünger als sieben Monate sind. Deshalb müssen diese Kinder bei Ansteckungsgefahr, zum Beispiel durch ältere Geschwister, besonders geschützt werden.

KLASSISCHE KINDERKRANKHEITEN

Die Erfolge der Schutzimpfung gegen Keuchhusten waren nicht immer unumstritten, so dass sich die Empfehlungen der Kinderärzte in der Vergangenheit immer wieder änderten. Seit 1994 steht ein neuer azellulärer Impfstoff zur Verfügung, der weniger Nebenwirkungen hat als der Ganzkeimimpfstoff. Deshalb wird die Keuchhusten-Impfung zur Zeit wieder von der Ständigen Impfkommission empfohlen (s. S. 97).

☞ Das können Sie tun

Die schweren Hustenattacken sind für Kinder und Eltern eine große Belastung. Möglichkeiten zur Erleichterung des Hustens finden Sie in Kapitel 4.4.

Begleitend zur ärztlichen Behandlung mit Antibiotika können homöopathische und Antihomotoxische Arzneimittel hilfreich sein. In der Homöopathie gilt Drosera (Sonnentau) als das Keuchhustenmittel. In einer Potenz von D4–D6 kann es mehrmals täglich gegeben werden. Bei Hustenattacken, die mit Erbrechen einhergehen, ist Ipecacuanha D6 das homöopathische Mittel der Wahl.

Das Antihomotoxische Arzneimittel Drosera-Homaccord enthält neben Drosera in verschiedenen Potenzen auch Cuprum (Kupfer), das bei krampfartigem Husten wirksam ist. Krampflösend wirkt Spascupreel, während Vomitusheel bei Erbrechen hilft. Keuchhusten bedeutet eine erhebliche Belastung für das kindliche Immunsystems und nach der Erkrankung sollten deshalb unbedingt Maßnahmen zur Stärkung der Abwehr ergriffen werden (s. S. 33).

AUF EINEN BLICK
Keuchhusten
▷ Maßnahmen bei Husten (S. 44)
▷ Maßnahmen bei Infektanfälligkeit (S. 33)

Medikamentöse Maßnahmen
- Drosera D4–D6
- Ipecacuanha D6
- Drosera-Homaccord
- Spascupreel
- Vomitusheel

KLASSISCHE KINDERKRANKHEITEN

11.7 Kurz und heftig – Drei-Tage-Fieber

Das Drei-Tage-Fieber kommt vor allem bei Kleinkindern im Alter von sechs Monaten bis zwei Jahren auf. Die Inkubationszeit der Virusinfektion, die als nicht sehr ansteckend gilt, beträgt 7–17 Tage. Zunächst tritt hohes Fieber (39–40°C) auf, häufig begleitet von Husten- oder Schnupfensymptomen. Der typische rötelnartige Hautausschlag entwickelt sich erst nach drei bis vier Tagen und breitet sich sehr rasch über den ganzen Körper aus (im Gesicht weniger) und verschwindet ebenso plötzlich wieder (Exanthema subitum).

Das hohe Fieber ist eine Abwehrmaßnahme des Körpers gegen die Viren.

☞ **Das können Sie tun**

Maßnahmen zur Behandlung des Fiebers finden Sie auf Seite 31.

AUF EINEN BLICK
Drei-Tage-Fieber
▷ Maßnahmen bei Fieber (S. 31)

IMPFUNGEN

12 Dem Immunsystem auf die Sprünge helfen – Impfungen

Impfungen sind eine wichtige Errungenschaft der Medizin und haben seit ihrer Entdeckung im 18. Jahrhundert und ihrer Weiterentwicklung wesentlich dazu beigetragen, dass schwere Infektionskrankheiten und dadurch bedingte Todesfälle bei Kindern immer seltener geworden sind. Durch Schutzimpfungen ist es gelungen, die Pocken auszurotten (1977) und die Häufigkeit von Kinderlähmung (Poliomyelitis) drastisch zu vermindern.

Die Entwicklung von neuen, verbesserten Impfstoffen hat dazu geführt, dass der von der Ständigen Impfkommission (Stiko) in Deutschland empfohlene Impfkalender fortlaufend durch neue Impfempfehlungen erweitert wird. Dies gilt es auch bei dem hier abgedruckten (zur Zeit gültigen) Impfkalender zu beachten.

Viele Impfungen – viele Meinungen
Mit der Anzahl der empfohlenen Impfungen nimmt auch die Diskussion um die Notwendigkeit insbesondere der neueren Schutzimpfungen zu. So fragen sich manche Eltern, warum bereits ein Säugling gegen Hepatitis B geimpft werden soll, einer Viruserkrankung, die vor allem durch Geschlechtsverkehr und Blutprodukte übertragen wird. Auch die Notwendigkeit von Impfungen gegen Kinderkrankheiten wie Masern, Mumps, Röteln und Keuchhusten wird immer wieder kritisch diskutiert.

Besonders Verfechter von natürlichen Heilmethoden vertreten oft die Ansicht, dass diese Kinderkrankheiten ein wichtiges „Training" für das Immunsystem sein können. Einige Experten

IMPFUNGEN

halten auch einen Zusammenhang zwischen der zunehmenden Häufigkeit von Allergien und den Mehrfachimpfungen bereits im Säuglingsalter für möglich.

Impfkalender der ständigen Impfkomission (Stand: Januar 2000)

Empfohlenes Impfalter	Impfungen
ab dem 3. Monat	Diphtherie - Tetanus - Keuchhusten (1. Impfung) Haemophilus influenza Typ b (1. Impfung) Kinderlähmung (1. Impfung) Hepatitis B (1. Impfung)
ab dem 4. Monat	Diphtherie - Tetanus - Keuchhusten (2. Impfung)
ab dem 5. Monat	Diphtherie - Tetanus - Keuchhusten (3. Impfung) Haemophilus influenza Typ b (2. Impfung) Kinderlähmung (2. Impfung) Hepatitis B (2. Impfung)
12.-15. Monat	Diphtherie - Tetanus - Keuchhusten (4. Impfung) Haemophilus influenza Typ b (3. Impfung) Kinderlähmung (3. Impfung) Hepatitis B (3. Impfung) Masern - Mumps - Röteln (1. Impfung)
5.-6. Lebensjahr	Masern - Mumps - Röteln (2. Impfung) Diphtherie - Tetanus (Auffrischung) Keuchhusten (Auffrischung) Grundimmunisierung gegen Hepatitis B und Masern - Mumps - Röteln (bei fehlendem oder nicht ausreichendem Impfschutz)

Befürworter dieser Impfungen weisen wiederum auf die möglichen schweren, manchmal sogar tödlich verlaufenden Komplikationen der Infektionen hin. An Masern sterben weltweit – vorwiegend in ärmeren Ländern – eine Million Menschen pro Jahr. Als Komplikation einer Infektion mit dem Masernvirus kommt es bei einem von 1000 Erkrankten zu einer Entzündung

IMPFUNGEN

des Gehirns (Enzephalitis), die bei 20–30 Prozent der Betroffenen zu bleibenden gesundheitlichen Schäden führt.

Angesichts dieser Fülle von Wahlmöglichkeiten und Informationen werden Sie sich als Eltern sicherlich fragen, welcher Impfschutz für ihr Kind am besten ist. Mit großer Wahrscheinlichkeit werden Sie, je nachdem, wen Sie fragen, unterschiedliche Empfehlungen bekommen. Sprechen Sie mit einem Kinderarzt Ihres Vertrauens, der Ihr Kind gut kennt, darüber, welche Impfungen er zu welchem Zeitpunkt für Ihr Kind empfiehlt und fragen Sie, welche Erfahrungen er mit neuen Impfempfehlungen bereits gemacht hat.

12.1 Wie Impfungen funktionieren

Die Entdeckung, dass der Kontakt mit einem Infektionserreger eine Immunität gegen diese Erkrankung hervorruft, führte zur Entwicklung der Schutzimpfungen. Prinzipiell wird zwischen einer aktiven und einer passiven Impfung oder Immunisierung unterschieden.

Aktive Immunisierung

Durch Impfung mit den abgeschwächten, vermehrungsfähigen Krankheitserregern, abgetöteten Keimen oder Toxoiden (inaktivierten, bakteriellen Giftstoffen (Toxinen), z.B. bei Tetanus, Diphtherie) wird eine abgeschwächte Infektion hervorgerufen. Dadurch wird das Immunsystem zur Bildung von Antikörpern angeregt, ohne dass es zur Erkrankung kommt. Später kann durch Auffrischimpfungen die Antikörperproduktion dann rascher stimuliert werden. Durch diese wiederholten Impfungen soll sichergestellt werden, dass bei allen geimpften Kindern eine

Krankheitserreger im Dienste der Gesundheit

IMPFUNGEN

ausreichend hohe Konzentration von Antikörpern erreicht wird. Durch die Bestimmung der Antikörperkonzentration im Blut kann festgestellt werden, ob eine ausreichende Immunität gegen einen bestimmten Erreger vorliegt. Dies kann zum Beispiel bei der Entscheidung, ob eine weitere Auffrischimpfung notwendig ist, sinnvoll sein.

Thuja – der Lebensbaum – hilft, negative Begleiterscheinungen bei der Impfung zu verhindern.

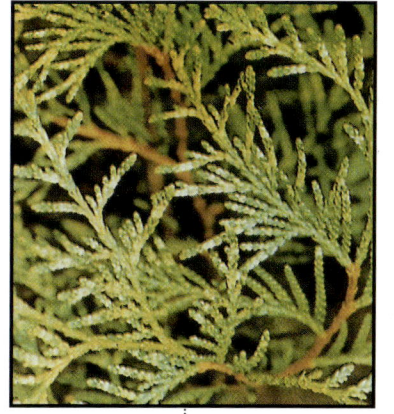

Passive Immunisierung

Durch die Injektion von Antikörpern (Immunglobulinen), die von einem aktiv immunisierten Menschen oder einem Tier stammen und gegen einen bestimmten Infektionserreger gerichtet sind, kann eine Erkrankung verhindert oder der Verlauf abgeschwächt werden.

Es wird deutlich, dass jede Impfung – ob passiv oder aktiv – ein Eingriff in das kindliche Immunsystem ist. Deshalb sollte über die Indikation und den Zeitpunkt bei jedem Kind individuell in Abhängigkeit von seinem Gesundheitszustand entschieden werden. Eine hundertprozentige Absicherung gegen Impfkomplikationen gibt es nicht. Bei Kindern mit Allergien und fieberhaften Infekten ist deshalb besondere Vorsicht geboten.

12.2 Natürliche Prophylaxe gegen Impfreaktionen

Zur Vorbeugung einer unerwünschten Impfreaktion bieten die Homöopathie und die Antihomotoxische Medizin entsprechende Mittel. Hilfreich ist die Gabe des homöopathischen Einzelmittels

IMPFUNGEN

Thuja C30 (5 Globuli) vor der Impfung und Nux vomica C30 (5 Globuli) nach der Impfung. Die Einnahme des Antihomotoxischen Kombinationsmittels Traumeel kann die komplikationslose Heilung an der Impfstelle fördern.

> **AUF EINEN BLICK**
> **Impfreaktionen**
> Medikamentöse Maßnahmen
> - Thuja C30
> - Nux vomica C30
> - zur Wundheilung: Traumeel Salbe und Tabletten

13 Signale erkennen – Kinderseelen sind sensibel

Kinder leiden heutzutage deutlich häufiger an Erkrankungen, die früher überwiegend bei Erwachsenen zu beobachten waren. Wenn für solche Beschwerden wie zum Beispiel Kopfschmerzen und Schlafstörungen keine körperlichen Ursachen gefunden werden, können seelische (psychische) Belastungen Auslöser der Symptome sein. Mögliche Ursachen für die Zunahme von psychischen und psychosomatischen (Psyche = Seele, Soma = Körper) Beschwerden bei Kindern sehen Experten in der wachsenden Reizüberflutung und dem alltäglichen Stress, vor allem in der Schule. Mit dem „Verschwinden der Kindheit" geht ein Verschwinden von „Frei-Räumen" und „Frei-Zeiten" für Kinder einher.

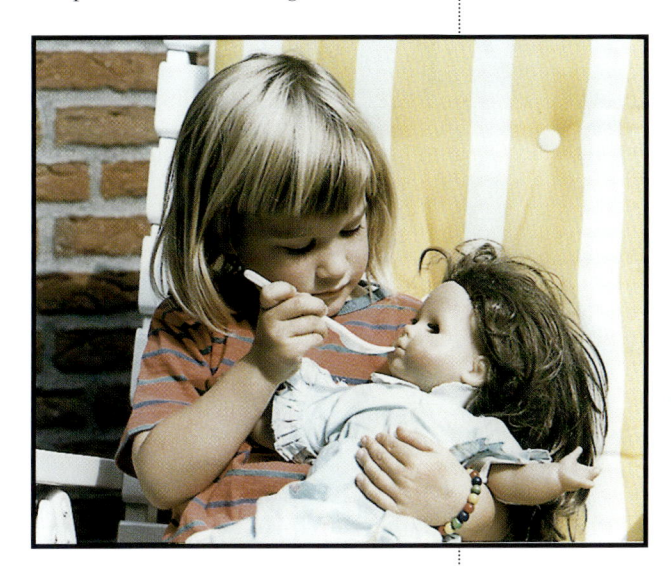

Wenn Kinder die Welt vergessend spielen, ist es ein gutes Zeichen.

Kinder haben sehr feine Antennen und reagieren rascher und intensiver auf Belastungen und Unstimmigkeiten in ihrer Umgebung. Deshalb sind viele Symptome wichtige Signale ihrer Seele. Durch die Sprache des Körpers können solche Botschaften der

Umgebung – Eltern, Erzieherinnen, Lehrern – mitgeteilt werden. Unsere Alltagssprache hat viele Beispiele dafür: „etwas schlägt auf den Magen" oder „der Kopf platzt vor Wut". Um diese Symptome sowohl auf körperlicher als auch auf seelischer Ebene gut zu behandeln, ist es nützlich, möglichst viele unterschiedliche Behandlungsansätze kennen zu lernen.

Besonders bei Kindern mit Beschwerden, deren Ursachen eher im seelischen Bereich zu finden sind, können natürliche Behandlungsmethoden wie Homöopathie und Akupunktur, auch als Begleitung zur Psychotherapie, eine Bereicherung im Sinne einer ganzheitlichen Behandlung sein.

13.1 Was Kinder um den Schlaf bringt – Schlafstörungen

Das Schlafbedürfnis von Kindern verändert sich mit zunehmendem Alter erheblich – mit zwei Jahren schläft ein Kind durchschnittlich etwa 13 Stunden und im Alter von zehn Jahren reichen den meisten Kindern bereits neun bis zehn Stunden Schlaf. Im Einzelfall kann das Schlafbedürfnis eines Kindes von diesen Durchschnittswerten abweichen, ohne dass es sich bereits um eine Schlafstörung handelt. Wichtig ist auch immer die Frage, wer sich durch das Schlafverhalten des Kindes gestört fühlt: Das Kind, weil es tagsüber müde und schlapp ist, oder die Eltern, weil sie durch die nächtlichen Aktivitäten ihres Sprösslings um den eigenen Schlaf gebracht werden.

Das Schlafbedürfnis ist individuell verschieden

Kinder brauchen oft weniger Schlaf als die Eltern denken. Kleinkinder haben zudem ein anderes Schlafverhalten als Erwachsene: Es ist völlig normal, wenn ein Dreijähriger morgens

KINDERSEELEN SIND SENSIBEL

um sechs Uhr bereits ausgeschlafen und putzmunter ist, da Kleinkinder eher Abendschläfer sind. Dies verändert sich im Schulalter – der frühe morgendliche Schulbeginn entspricht nicht dem natürlichen Schlafverhalten von Jugendlichen, die eher Morgenschläfer sind und deshalb nur schwer aus den Federn kommen.

Zur Vorbeugung von Schlafproblemen ist es sinnvoll, bereits kleine Kinder an ein Einschlafritual zu gewöhnen. Dazu gehört, dass das Kind abends möglichst immer zur gleichen Zeit ins Bett gebracht wird und das Einschlafen durch das Vorlesen einer Geschichte (mit „happy end") erleichtert wird. Aufregende Fernsehfilme vor dem Zubettgehen fördern einen friedlichen Schlummer nicht. Das alte Hausmittel heiße Milch mit Honig wirkt bei Kindern besonders gut. Der in der Milch enthaltenen Aminosäure Tryptophan wird einschlaffördernde Wirkung nachgesagt.

Wenn es mit dem Schlaf über mehr als sechs Monate nicht klappt und das Kind tagsüber müde und schlapp ist, sollte nach den Ursachen geforscht werden. Wie bei Erwachsenen, so sind es auch bei Kindern in der Mehrzahl der Fälle seelische Belastungen, die den Schlaf rauben. Aber es können auch körperliche Ursachen – wenn auch deutlich seltener – eine Rolle spielen. Diese körperlichen Ursachen können zum Beispiel Störungen bei der Atmung durch vergrößerte Mandeln sein. Manche Formen epileptischer Anfälle treten vorwiegend im Schlaf auf, so dass auch nächtliche Krampfanfälle ein Grund sein können. Körperliche Ursachen müssen auf jeden Fall ärztlich abgeklärt und behandelt werden.

Vorlesen hilft beim Einschlafen – aber wählen Sie keine Thriller und keine Tragödien!

KINDERSEELEN SIND SENSIBEL

Wenn die Angst kommt – und was sie vertreibt

Bei den seelischen Belastungen spielen oft Ängste eine Rolle. Viele Ängste, zum Beispiel Angst vor Dunkelheit, Angst vor dem Alleinsein, treten in bestimmten Entwicklungsphasen bei fast allen Kindern auf. Sie sind zunächst ein Hinweis darauf, dass sich das Kind neuen Herausforderungen gegenübersieht, die einerseits seine Entwicklung fördern, aber andererseits auch Angst machen. Behandlungsbedürftig sind solche Ängste nur, wenn sie das Leben des Kindes (und der Eltern) erheblich beeinträchtigen.

Viele Kinder haben Angst vor der Dunkelheit.

☛ Das können Sie tun

An erster Stelle der Behandlung sollten hier psychotherapeutische Verfahren stehen. Besonders hilfreich sind bei diesen Symptomen lösungsorientierte Verfahren, bei denen die ganze Familie einbezogen wird.

Wenn die Schlafstörungen und Ängste sehr massiv sind, kann es in bestimmten Fällen entlastend sein – nach Rücksprache mit dem behandelnden Arzt – kurzfristig Medikamente einzusetzen. Dabei sollten pflanzliche und homöopathische Mittel bei Kindern absoluten Vorrang vor dem Einsatz von synthetischen Arzneimitteln haben. Fast alle synthetischen Schlafmittel können zur Gewöhnung führen. Außerdem gibt es zur Therapie mit diesen Mitteln bei Kindern kaum zuverlässige Daten.

Deshalb bieten natürliche Mittel hier eine gute Alternative. Allerdings sollte auch ihr Einsatz bei der Behandlung von Schlafstörungen und Ängsten zeitlich begrenzt und von psychotherapeutischen Maßnahmen begleitet sein. Als pflanzliche Mittel wirken Baldrian, Passionsblume, Melisse und Hopfen schlaffördernd. Positiv auf die Stimmung und gegen Ängste wirkt Johanniskraut auch bei Kindern gut. In der Apotheke können Sie zahlreiche Präparate, die diese Heilpflanzen in unterschiedlicher Zusammensetzung enthalten, kaufen, zum Beispiel Avena sativa comp. Streukügelchen von Weleda, das speziell für Kinder entwickelt wurde.

Schlafstörungen und Ängste, die mit großen Entwicklungsschritten des Kindes einhergehen, können durch die Gabe des homöopathischen Konstitutionsmittels oft erfolgreich behandelt werden. Allerdings sollte eine solche Behandlung von einem sehr erfahrenen homöopathischen Arzt durchgeführt werden.

Antihomotoxische Arzneimittel haben sich bei Kindern mit Schlafstörungen bewährt. Valerianaheel, das unter anderem Baldrian und Hopfen enthält, und Noxotab sind bereits für Kleinkinder geeignet. Für Kinder ab zwölf Jahren ist Nervoheel, ein Kombinationspräparat aus den homöopathischen Einzelmitteln Acidum phosphoricum, Strychnos ignatii, Sepia officinalis, Kalium bromatum und Zincum isovalerianicum ratsam.

AUF EINEN BLICK

Schlafstörungen und Ängste

Allgemeine Maßnahmen
- Einschlafritual
- heiße Milch mit Honig
- Psychotherapie
- Heilpflanzen: Baldrian, Melisse, Passionsblume, Hopfen, Johanniskraut

Medikamentöse Maßnahmen
- Avena sativa comp. Streukügelchen
- Valerianaheel
- Noxotab
- Kinder ab 12 Jahre: Nervoheel
- homöopathisches Konstitutionsmittel

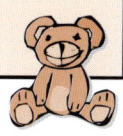

KINDERSEELEN SIND SENSIBEL

13.2 Wenn die Blase weint – Bettnässen

Sie können beruhigt sein: In den meisten Fällen handelt es sich beim Bettnässen (Enuresis) um eine vorübergehende Erscheinung, die in bestimmten Entwicklungsphasen oder bei besonderen Belastungen auftreten kann. Die willentliche Kontrolle des Blasenschließmuskels ist frühestens ab dem zweiten Lebensjahr möglich und dann auch nur tagsüber. Allerdings verläuft diese Entwicklung nicht bei jedem Kind gleich und ist großen individuellen Schwankungen unterworfen. Bis zum Alter von fünf Jahren kann es bei Kindern immer mal wieder zu unbemerktem Wasserlassen im Schlaf kommen – das ist völlig normal.

Da die Entwicklung der Blasenkontrolle durch vielfältige Einflüsse gestört werden kann, kann Bettnässen ein Hinweis auf vielerlei Veränderungen sein:
- Infekte,
- angeborene Fehlbildungen der Harnwege,
- neurologische Entwicklungsverzögerung,
- seelische Probleme.

Bettnässen – nicht zu viele Sorgen machen

Meist können organische Ursachen jedoch ausgeschlossen werden. Ist das der Fall, kann das Symptom Bettnässen – wohlgemerkt erst bei Kindern über fünf Jahren – als Ausdruck einer meist momentanen seelischen Belastung des Kindes verstanden werden. „Wenn die Blase weint", können Sie als Eltern mit Geduld und Verständnis zur Entlastung Ihres Kindes erheblich beitragen. In den meisten Fällen verschwindet das Problem Bettnässen von selbst!

Akupunktur und Homöopathie (Konstitutionsmittel) können unterstützend eingesetzt werden.

KINDERSEELEN SIND SENSIBEL

13.3 Wenn Kindern der Kopf platzt – Kopfschmerzen

Nach Schätzungen leiden etwa 15 Prozent der 10- bis 14-Jährigen regelmäßig an Kopfschmerzen, für die keine organische Ursache zu finden ist.

Organische Ursachen für Kopfschmerzen können sein:
- Infekte/Fieber,
- chronische Nasennebenhöhlenentzündung,
- Sehstörungen,
- neurologische Erkrankungen.

Akute, starke Kopfschmerzen mit Fieber, Nackensteifigkeit, Erbrechen und Lichtempfindlichkeit können durch eine Hirnhautentzündung (Meningitis) verursacht werden. In diesem Fall müssen Sie das Kind sofort zu einem Arzt bringen.

Vorsicht vor Hirnhautentzündung!

In den meisten Fällen werden jedoch bei Kindern mit Kopfschmerzen keine organischen Veränderungen gefunden. Vielmehr spielen häufig Faktoren aus der Umwelt eine Rolle. Reizüberflutung durch Fernsehen und Computernutzung, Leistungsdruck in der Schule, Schlafmangel, hektische Lebensweise und Nahrungsmittelunverträglichkeiten führen dazu, so vermuten die Experten, dass immer mehr Kindern der Kopf schmerzt.

Wie Blitz und Donner: Migräne plagt auch Kinder.

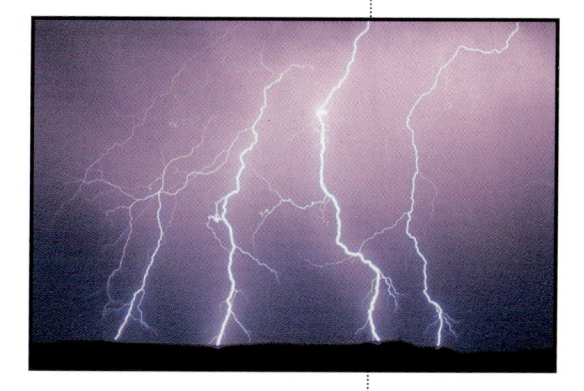

KINDERSEELEN SIND SENSIBEL

Das Gewitter im Kopf – Migräne
Wenn die Kopfschmerzen von Übelkeit, möglicherweise auch Erbrechen begleitet werden, handelt es sich um Migräne. Migräne kommt heute auch immer häufiger bei Kindern vor, nicht selten sind bereits Vorschulkinder davon betroffen. Bei einigen Kindern kann eine Veranlagung zu Migräne bestehen. Kinder mit Migräne reagieren sehr sensibel auf Auslöser aus der Umwelt, so genannte Triggerfaktoren.

Auslöser können sein:
- Stress,
- Klima, Wetter,
- körperliche Anstrengung,
- Reizüberflutung durch Fernsehen oder Computer,
- Veränderungen im Schlafrhythmus (Wochenend-Migräne),
- Nahrungsmittel: Schokolade, Milchprodukte, gepökeltes Fleisch (Nitrit).

Entspannungsverfahren wie Yoga können Migräneattacken entgegenwirken.

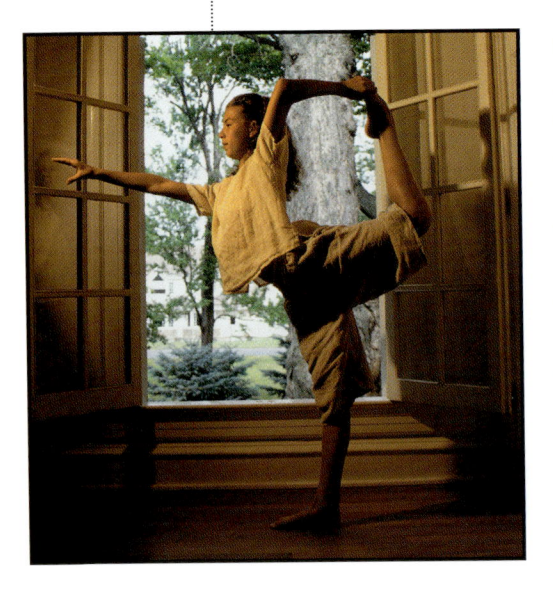

Ein wichtiger Ansatz zur Vorbeugung ist deshalb die Suche nach möglichen Auslösern, um diese, wenn möglich, zu vermeiden oder zumindest zu reduzieren. Kinder mit akuten Kopfschmerzen und Migräne verhalten sich meist instinktiv richtig und ziehen sich zurück. Sorgen Sie für ausreichende Frischluftzufuhr. Ein feucht-kühler Lappen auf der Stirn und das Einreiben der Schläfen mit Pfefferminzöl verschafft oft Linderung.

KINDERSEELEN SIND SENSIBEL

☞ **Das können Sie tun**

Aufgrund der zunehmenden Häufigkeit von Kopfschmerzen bei Kindern gibt es inzwischen auch immer mehr therapeutische Ansätze. Als sehr hilfreich und effektiv haben sich Entspannungsverfahren wie zum Beispiel die progressive Muskelrelaxation nach Jacobson herausgestellt. Schmerzexperten machen die Beobachtung, dass Entspannungsverfahren bei Kindern oft wirksamer sind als Medikamente. Im Sinne eines ganzheitlichen Ansatzes kann Akupunktur auch bei Kindern mit Kopfschmerzen und Migräne helfen. Auch homöopathische Mittel haben sich bewährt: Belladonna D6 bei klopfenden und hämmernden Kopfschmerzen mit gerötetem und erhitztem Gesicht, Gelsemium D6 bei Kopfschmerzen mit Nackenschmerzen, Cyclamen D6 bei Migräne. Gute Erfahrung bei der Behandlung von Kopfschmerzen wurden mit dem Antihomotoxischen Mittel Spigelon gemacht. Das homöopathische Komplexmittel ist eine Kombination aus Spigelia, Belladonna, Bryonia, Gelsemium, Melilotus officinalis, Natrium carbonicum sowie Acidum silicicum und Thuja. Bei krampfartigen Kopfschmerzen kann die Einnahme von Spascupreel helfen und bei Kopf- und Nackenschmerzen Gelsemium-Homaccord.

> **AUF EINEN BLICK**
> **Kopfschmerzen und Migräne**
> **Allgemeine Maßnahmen**
> - Ruhe
> - frische Luft
> - feuchter Lappen auf die Stirn
> - Schläfen einreiben mit Pfefferminzöl
> - Ernährungsumstellung
> - Entspannungsverfahren
> - Akupunktur
>
> **Medikamentöse Maßnahmen**
> - Belladonna D6
> - Gelsemium D6
> - Cyclamen D6
> - Spigelon
> - Spascupreel
> - Gelsemium-Homaccord

KINDERSEELEN SIND SENSIBEL

13.4 Was Kinder unruhig macht – Hyperaktivität und Konzentrationsmangel

Als Zappelphilipp oder Störenfried werden heute immer mehr Kinder beschrieben. Wie die klassische Figur im Struwwelpeter sind auch die heutigen Zappelphilippe überwiegend männlich – nach Schätzungen sind etwa sechs Prozent der Jungen von Hyperkinetischen Störungen betroffen, hingegen nur ein Prozent der Mädchen.

Hyperaktivität, Hyperkinetische Störungen und Aufmerksamkeitsdefizit und Hyperaktivitätsstörung (ADHS) sind Begriffe für das gleiche Phänomen. Die Begriffe Aufmerksamkeitsdefizit-Syndrom (ADS) und Hyperkinetisches Syndrom (HKS) gelten mittlerweile als veraltet.

Der Begriff „hyperaktiv" ist heute allerdings oft zu schnell in aller Munde. Nicht jedes unruhige Kind ist gleich hyperaktiv und der rasche Griff zur Diagnose „Hyperaktivität" oder „Hyperkinetisch Störung" ist für die betroffenen Kinder (und die Eltern) wenig hilfreich.

Nicht jedes lebhafte Kind ist hyperaktiv.

Jedes Kind kann sich in bestimmten Entwicklungsphasen besonders umtriebig zeigen und Schwierigkeiten haben, bei der (Spiel-) Sache zu bleiben. Wichtig ist es deshalb, auch darauf zu achten, wann und in welcher Umgebung ein Kind ein solches Verhalten zeigt. Ist ein Dreijähriger, der im Kindergarten unauffällig ist, zu Hause schwer zu bändigen, kann das zum Beispiel in

KINDERSEELEN SIND SENSIBEL

Wesentliche Kriterien zur Diagnose einer Hyperkinetischen Störung

A. Aufmerksamkeitsstörung
Wenigstens drei der folgenden Merkmale:

1. beendet angefangene Dinge häufig nicht
2. scheint oft nicht zuzuhören
3. leicht abgelenkt
4. hat Konzentrationsschwierigkeiten bei den Hausarbeiten oder anderen Aufgaben, die Aufmerksamkeit erfordern
5. kann nur schlecht bei einer Spielaktivität bleiben

B. Impulsivität
Wenigstens drei der folgenden Merkmale:

1. handelt oft unüberlegt
2. ausgeprägter Wechsel der Aktivitäten
3. Schwierigkeiten bei der Arbeitsstrukturierung
4. braucht viel Aufsicht
5. ruft in der Klasse häufig dazwischen
6. Schwierigkeiten beim Warten auf Veränderungen bei Spielen oder Gruppensituationen

C. Hyperaktivität
Wenigstens drei der folgenden Merkmale:

1. läuft ständig herum oder klettert auf Gegenstände
2. hat Schwierigkeiten stillzusitzen oder zappelt extrem herum
3. hat Schwierigkeiten sitzenzubleiben
4. wälzt sich außerordentlich stark im Schlaf
5. ist immer in Bewegung oder handelt wie getrieben

D. Beginn vor dem Schulalter
E. Dauer von mindestens 6 Monaten

Zusammenhang mit der Ankunft eines Geschwisterchens stehen. Manchmal sind Kinder auch im Kindergarten unruhig, während sie zu Hause konzentriert mit ihrem Lieblingsspielzeug spielen. Aufgrund dieses Zusammenspiels von rascher Entwicklung des

KINDERSEELEN SIND SENSIBEL

Kindes und möglichen Belastungen durch die Umwelt ist die Diagnose „Hyperaktivität" oder „Hyperkinetische Störung" bei Kindern im Vorschulalter oft schwer zu stellen. Zunächst sollte auch daran gedacht werden, dass Kinder ganz „normale" Gründe für ihr Verhalten haben können: Kinder sind oft hyperaktiv, wenn sie sich langweilen und Kinder, die sich genug bewegen dürfen, können sich anschließend in der Regel besser konzentrieren.

Viele Kinder fallen erst in der Schule, meistens im Alter von sieben bis acht Jahren, durch ihr Verhalten auf. Durch ihre Impulshaftigkeit, lautes Reden und Schwierigkeiten, sich an soziale Regeln zu halten, können solche Kinder den Unterrichtsablauf massiv stören. Mangelnde Aufmerksamkeit und Sorgfaltsfehler können dann zu erheblichen schulischen Problemen führen.

Eltern sollten versuchen, gemeinsam mit den Lehrern und dem Schulpsychologen nach möglichen Auslösern für das Verhalten ihres Kindes zu forschen.

Leitsymptom: beeinträchtigte Aufmerksamkeit

Die Diagnose „Hyperkinetische Störung" sollte nur von Experten, das heißt Kinder- und Jugendpsychiatern oder Kinder- und Jugendpsychotherapeuten, mit Hilfe von speziellen Untersuchungen und Tests gestellt werden. Mit der Tabelle auf Seite 111 können Sie sich schon einmal vorab darüber informieren, was der Arzt fragen wird und welche Merkmale wichtig bei der Beurteilung Ihres Kindes sind.

Das wichtigste Symptom, das Leitsymptom für die Diagnose, ist die beeinträchtigte Aufmerksamkeit der Kinder. Handelt es sich um eine Aufmerksamkeitsstörung ohne Hyperaktivität, finden sich nur Merkmale der Gruppen A, B, D und E.

KINDERSEELEN SIND SENSIBEL

Die Frage „Warum?"

Bis heute ist es trotz intensiver Forschung und einer Flut von wissenschaftlichen Studien nicht gelungen, eine eindeutige Ursache für Hyperkinetische Störungen zu finden. Entsprechend lang ist deshalb die Liste der möglichen Faktoren, die als Ursache zur Zeit diskutiert werden:

- leichte frühkindliche Hirnstörung (MCD – Minimal Cerebral Dysfunction),
- Veränderungen des Immunsystems durch allergische Reaktionen auf Milcheiweiß, Pollen, Staub, Lösungsmittel, Farb- und Aromastoffe (z.B. Phosphat),
- genetische Faktoren, da Hyperaktivität in manchen Familien gehäuft vorkommt,
- psychosoziale Bedingungen,
- Veränderungen von Botenstoffen (Neurotransmitter) im Gehirn (dazu wird zur Zeit intensiv geforscht).

☞ Das können Sie tun

Abhängig davon, welche Faktoren von den Experten als wesentlich erachtet werden, ändern sich auch die therapeutischen Ansätze. Lange Zeit erfreute sich die so genannte phosphatarme Diät großer Beliebtheit. Betroffene Eltern berichteten von guten Ergebnissen durch das Weglassen von phosphathaltigen Lebensmitteln. Viele Fachleute sind allerdings skeptisch, da wissenschaftliche Studien für einen Nachweis der Wirksamkeit einer solchen Diät fehlen.

Seit den 90er Jahren nimmt die Verschreibung von Ritalin (Methylphenidat) ständig zu. Ritalin ist ein stimulierendes Mittel, dass die Übertragung bestimmter Botenstoffe im Gehirn anregt, die die Wachheit und Konzentrationsfähigkeit fördern. Immer häufiger wird über den positiven Effekt dieser medika-

Ritalin fördert die Wachheit und Konzentration

mentösen Behandlung besonders bei sehr ausgeprägten Formen der Hyperkinetischen Störung berichtet. Dabei wird von den Experten immer wieder beobachtet, dass durch die mit Ritalin erzielten Änderungen im Verhalten der betroffenen Kinder oft erst andere therapeutische Ansätze wie zum Beispiel Verhaltens- und Familientherapie möglich werden. Auch die Entspannung in der häuslichen Situation und in der Schule trägt oft zu einer erheblichen Entlastung der betroffenen Familien, der Lehrer und nicht zuletzt des Kindes bei.

Den Blick für Behandlungsmöglichkeiten erweitern
Es gibt viele verschiedene Ansätze für die Behandlung. Auch natürliche Verfahren können bei Kindern mit Hyperkinetischen Störungen im Sinne einer ganzheitlichen Behandlung eine Bereicherung sein.

Zunächst sollten Sie abklären, ob eine Nahrungsmittelunverträglichkeit besteht. Achten Sie auf eine gesunde, vollwertige Ernährung und geben Sie ihrem Kind zusätzlich Mineralstoffe und Spurenelemente wie Kalzium, Magnesium und Selen. Zusätzliches Vitamin E, das freie Radikale fängt und entzündungshemmend wirkt, und Vitamin C, das in hohen Dosen von 1–3 Gramm als natürliches Antihistaminikum, also antiallergisch wirkt, können nützlich sein. Die Homöopathie bietet vielerlei Einzelmittel, die im individuellen Fall passen können. Die Behandlung sollte ein erfahrener homöopathischer Arzt vornehmen. Auch Akupunktur kann als ergänzendes Verfahren eingesetzt werden.

In der Antihomotoxischen Medizin sind Hyperkinetische Störungen nach der Sechs-Phasen-Tabelle von Reckeweg der 2. Phase zuzuordnen. In dieser Phase funktionieren die Selbstregulationskräfte noch und der Körper versucht, sich selbst zu

KINDERSEELEN SIND SENSIBEL

helfen. Die Gabe von Antihomotoxischen Arzneimitteln kann diese Selbstheilungskräfte des Körpers unterstützen, zum Beispiel durch Stärkung des Immunsystems, und gleichzeitig eine Verschlimmerung verhindern. Das Antihomotoxische Komplexmittel Selenium-Homaccord erzielt diesen Effekt sehr gut. So konnte in einer Studie nachgewiesen werden, dass auch bei Kindern, die mit Ritalin behandelt werden, dieses Mittel, das Selen und Kalium phosphoricum in unterschiedlichen Potenzen enthält, einen zusätzlichen positiven Effekt hat.

> **AUF EINEN BLICK**
> **Hyperkinetische Störung**
> (Ergänzung zur üblichen Behandlung)
> **Allgemeine Maßnahmen**
> - Akupunktur
> - Nahrungsmittelergänzung: Vitamin E, Vitamin C, Kalzium, Magnesium, Selen
>
> **Medikamentöse Maßnahmen**
> - homöopathische Einzelmittel
> - Antihomotoxische Medizin: Selenium-Homaccord

14 Sachwortverzeichnis

A

Allergene 41, 72
Allergie 36, 72, 97
Angina tonsillaris 38
Angst 104
Antibiotika 17, 25, 33
Antigene 73
Antihistaminika 77
Antihomotoxische Arzneimittel 14, 24, 25
Antihomotoxische Medizin 13
Antihomotoxische Therapie 9
Antikörper 27, 29, 73, 98
Asthma bronchiale 75, 83
ätherische Öle 34
Atopie 80

B

Bakterien 13
Bettnässen 106
Bindegewebe 14
Bienenstich 70
biologischer Schnitt 18
Blasenentzündung 57
Bluterguss 64
Bronchien 41, 43
Bronchitis 41, 43, 44

D

Dedifferenzierungsphase 19
Degenerationsphase 19
Depositionsphase 18
Desensibilisierung 78
Diarrhö 49
Drei-Tage-Fieber 95
Durchfall 49

E

Einschlafritual 103
Elektrolyte 50
Enuresis 106
Exkretionsphase 15

F

Fieber 30
Fieberkrämpfe 30

G

Gaumenmandeln 18, 38
Grundsubstanz 18

H

Halsschmerzen 38
Harnwegsinfektion 57
Heuschnupfen 82
Hirnhautentzündung 90, 107

SACHWORTVERZEICHNIS

Histamin 73
Homöopathie 13, 21
Homotoxikologie 13
Homotoxine 13
humorale Phase 15
Husten 41, 44
Hyperaktivität 110
Hyperkinetische Störungen 110
Hyposensibilisierung 78

I

Immunglobuline 72, 99
Immunisierung 98
Immunität 27, 29, 98
Immunsystem 27
Impfkalender 97
Impfkomplikation 99
Impfreaktion 99
Impfstoff 96
Impfungen 96
Imprägnationsphase 18, 75
Infektanfälligkeit 32
Inflammationsphase 15
Inkubationszeit 28
Insektenstich 69

J

Juckreiz 79, 85

K

Kariesprophylaxe 56
Kehlkopf 45
Keilbeinhöhle 36
Keuchhusten 92
Kieferhöhle 36
Kombinationsmittel 14, 24
Kopfschmerzen 101, 107
Koplik-Flecken 88
Krämpfe 30, 103

L

Leihimmunität 27, 46
Luftröhre 41, 45

M

Masern 29, 88, 97
Matrix 18
Matrixphase 18
Meningitis 90, 107
Migräne 108
Milchzähne 55
Mittelohrentzündung 60
moderne Homöopathie 9, 13
Mumps 90

N

Nasennebenhöhlen 34, 36, 107
Nestschutz 27
Neurodermitis 75, 79

O

Obstipation 52
Ohrspeicheldrüse 90
Otitis media 60

SACHWORTVERZEICHNIS

P
Paukenerguss 60
Pertussis 92
Potenzieren 22
Prellung 64
progressive Vikariation 20
Pseudokrupp 45

R
Reckeweg 14
regressive Vikariation 20
Rekonvaleszenz 28, 84
Rhinitis allergica 82
Rhinosinusitis 36
Ritalin 113
Röteln 87

S
Scharlach 91
Schlafstörungen 102
Schnupfen 34
Schutzimpfung 96
Schwellung 64
Sechs-Phasen-Tabelle 16
Selbstheilungskräfte 15
Siebbeinzellen 36
Simile-Prinzip 22
Sinusitis 36
Sonnenschutz 66
Ständige Impfkommission 94, 97
Stirnhöhle 36
Streptokokken 39, 91

T
Tonsillektomie 40
Tonsillen 18, 38
Tröpfcheninfektion 85, 92

U
UV-Strahlung 67

V
Verbrennungen 68
Verbrühungen 68
Verletzungen 64
Verstauchung 64
Verstopfung 52
Vikariation 20
Viren 13

W
Windpocken 85

Z
Zahnkaries 56
Zahnungsbeschwerden 55

15 Kleines Wörterbuch

Allergen	Substanz, die eine Allergie auslösen kann
Antigen	artfremder Stoff (z.B. Bakterium, Toxin), der im Körper die Bildung von Antikörpern auslöst, die den Fremdstoff unschädliche machen
Antihistaminika	Arzneimittel mit Substanzen, die die Wirkung des Gewebshormons Histamin abschwächen oder aufheben
Antihomotoxika	Arzneimittel, meist homöopathisches Kombinationsmittel zur Ausschleusung und Neutralisation der den Körper belastenden Giftstoffe (Homotoxine), die zur Erkrankung geführt haben
Antihomotoxische Therapie	Anwendung der Antihomotoxika in der Therapie
Antikörper	körpereigene Abwehrmoleküle gegen Fremdstoffe (Antigene)
Bakterien	einzellige Mikroorganismen, darunter viele Krankheitserreger, die sich durch einfache Querteilung vermehren (vgl. Viren)
Eiter	bei eitrigen Entzündungen abgesonderte Flüssigkeit aus Blutkörperchen, Gewebsresten und Krankheitserregern

KLEINES WÖRTERBUCH

Ekzem	juckende Entzündung der Haut
Histamin	Botenstoff, der bei der Antigen-Antikörper-Reaktion freigesetzt wird und Symptome wie Juckreiz und Niesen verursacht
Homotoxikologie	die von dem Arzt Dr. med. Hans-Heinrich Reckeweg aufgestellte Krankheitslehre, die in Homotoxinen die Ursache von Erkrankungen sieht. Demnach sind Krankheiten biologisch zweckmäßige Abwehrvorgänge und Kompensationsprozesse gegen Homotoxine.
Homotoxine	für den Menschen (homo) schädliche Faktoren/Giftstoffe (toxine), die Gesundheitsstörungen hervorrufen können
Immunglobuline	Eiweißkomponenten des Blutes mit Antikörpereigenschaften
Infekt	Ansteckung, lokale oder allgemeine Störung des Organismus durch Krankheitserreger, die sich vermehren und auf andere Individuen übertragen werden können
Inkubationszeit	Zeit zwischen Eindringen der Krankheitserreger in den Körper und dem Ausbruch der eigentlichen Krankheit
Konstitutionsmittel, homöopatisches	Arzneimittel, das entsprechend des Krankheitsbildes und der körperlichen, geistigen und seelischen Konstitution des Patienten eingesetzt wird

Kombinationsmittel (Komplexmittel)	vorwiegend in der Homotoxikologie eingesetzte Präparate, die sich aus mehreren homöopathischen Substanzen oder verschiedenen Potenzen zusammensetzen
Matrix	flüssigkeitsgefülltes Maschenwerk aus Eiweißzuckern im Bindegewebe
Phytotherapeutika	Arzneimittel, aus einer oder mehreren Heilpflanzen hergestellt
Potenzen	in der Homöopathie: Arzneimittel, die nach einem besonderen Verfahren durch Schütteln bzw. Verreiben in festgelegten Verdünnungsschritten hergestellt werden
psychosomatisch	aus einer Wechselwirkung von seelischen und körperlichen Ursachen hervorgehend
Rekonvaleszenz	letzte Phase einer Erkrankung bis zur vollständigen Wiederherstellung der Gesundheit
serös	vorwiegend aus dem wässrigen Bestandteilen des Blutes bestehend, z.B. Wundsekret (vgl. Eiter)
Streptokokken	kugelförmige Bakterien, häufige Eitererreger
Toxine	pflanzliche oder von Tieren oder Mikroben ausgeschiedene Giftstoffe

KLEINES WÖRTERBUCH

Vikariation lat. stellvertretend, im Sinne Reckewegs die „Wanderung" einer Krankheit oder Störung zwischen verschiedenen Organen und Phasenstufen (Sechs-Phasen-Tabelle)

Viren nicht-zelluläre, infektiöse Partikel, die sich in Körperzellen einnisten und die Zellstruktur für die eigene Vermehrung nutzen (vgl. Bakterien)

16 Weiterführende Literatur

Kelm-Kahl I.
Umwelt und Allergien
Baden-Baden: Aurelia 2000

Lanninger-Bolling D.
Starkes Immunsystem – weniger Infekte
Baden-Baden: Aurelia 1999

Moll R, Schain-Emmerich U.
Allergiekost für Mutter und Kind
München: Econ 1998

Prekop J, Schweizer C.
Unruhige Kinder – Ein Ratgeber für beunruhigte Eltern
München: Kösel 1994

Schmid R.
Wer hilft weiter? Ein bundesweiter Wegweiser
Hrsg.: Kindernetzwerk für kranke und behinderte Kinder und Jugendliche in der Gesellschaft e.V.
Wiesbaden: Schmidt-Römhild 1996

Schweizer C, Prekop J.
Was unsere Kinder unruhig macht...
Stuttgart: Trias 1997

Seemann H.
Freundschaft mit dem eigenen Körper schließen – Über den Umgang mit psychosomatischen Schmerzen
Stuttgart: Klett-Cotta 2000

17 Patientenvereine und Selbsthilfegruppen

Arbeitsgemeinschaft allergiekrankes Kind – Hilfen für Kinder mit Asthma, Ekzem oder Heuschnupfen e.V.
Nassaustraße 32
35745 Herborn
Telefon: (0 27 72) 92 87-0
Telefax: (0 27 72) 92 87-48
www.aak.de

Deutscher Allergie- und Asthma-Bund e.V.
Hindenburgstraße 110
41061 Mönchengladbach
Telefon: (0 21 61) 81 49 40
Telefax: (0 21 61) 81 49 430
www.daab.de

Interessengemeinschaft Homotoxikologie und Gesundheit e.V. (IHG)
Bahnackerstraße 16
76532 Baden-Baden
Telefon: (0 72 21) 6 32 59
Telefax: (0 72 21) 6 00 62
www.ihg.org

Bundesverband der Elterninitiativen zur Förderung Hyperaktiver Kinder e.V.
Postfach 60
91291 Forchheim
Telefon: 0 91 91 / 3 48 74
Fax: 0 91 91 / 3 48 74
e-mail: 0919134874@t-online.de
www.osn.de/user/hunter/badd.htm

Umwelt und Allergien
Allergene erkennen, vermeiden, ausleiten

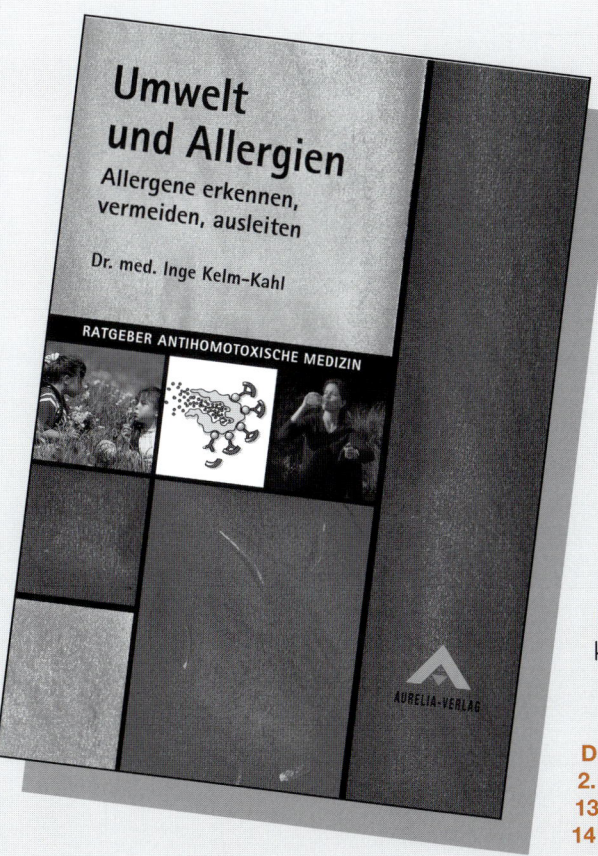

Warum reagiert der Körper auf harmlose Substanzen allergisch? Um das zu verstehen, muss man genau dort ansetzen, wo Allergien entstehen: bei den Schadstoffen und Giften, die den Organismus belasten. Die Autorin begibt sich auf die Spurensuche nach potenziellen Allergieauslösern im Alltag und in der Umwelt und gibt Tipps, wie Allergene vermieden und die Entgiftungsmechanismen des Körpers unterstützt werden können.

Dr. med. Inge Kelm-Kahl
2. Auflage 2002,
136 Seiten, 37 Abbildungen,
14 Tabellen, broschiert

ISBN 3–922907–79–2
€ 12,90 / sfr 23,80

Aurelia-Verlag GmbH
Postfach 10 00 45 • 76481 Baden-Baden
Telefon 0 72 21 / 50 11 67 • Telefax 0 72 21 / 50 14 20
E-Mail: info@aurelia-verlag.de
www.aurelia-verlag.de

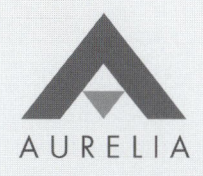

AURELIA

Starkes Immunsystem – weniger Infekte

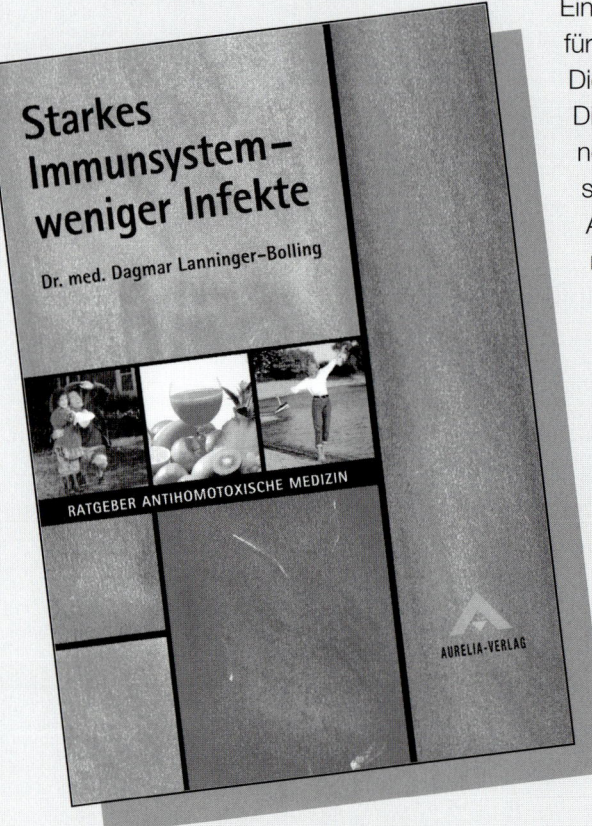

Ein Infekt ist ein erstes Signal für eine Abwehrstörung. Die gute Nachricht dabei ist: Die Selbstheilungskräfte sind noch intakt. Gerade dann sind homöopathische und Antihomotoxische Arzneimittel ideal geeignet – sie fördern die rasche Besserung akuter Infekte und verbessern langfristig die Widerstandskraft des Organismus.

Dr. med. Dagmar Lanninger-Bolling
2. Auflage 2002, 127 Seiten, 29 Abbildungen, 18 Tabellen, broschiert

ISBN 3–922907–74–1
€ 12,90 / sfr 23,80

Aurelia-Verlag GmbH
Postfach 10 00 45 • 76481 Baden-Baden
Telefon 0 72 21 / 50 11 67 • Telefax 0 72 21 / 50 14 20
E-Mail: info@aurelia-verlag.de
www.aurelia-verlag.de

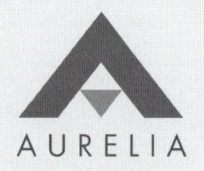

AURELIA